DÍSEÑA UÑAS ÚNICAS Y PERSONALIZADAS CON INTELIGENCIA ARTIFICIAL EN 4 DIAS.

MÉTODO FÁCIL

By Mariana Capac.

Introducción.

El arte de las uñas es una forma de expresión creativa que está en constante evolución. Cada año, se introducen nuevas tendencias y técnicas que permiten a los artistas de uñas crear diseños cada vez más impresionantes.
Una de las tendencias más innovadoras en el arte de las uñas es el uso de la inteligencia artificial (IA).

Este libro le enseñará cómo utilizar la IA para crear diseños de uñas únicos y personalizados. Aprenderá sobre los diferentes tipos de IA que se utilizan en el arte de las uñas, cómo utilizar estas tecnologías para crear sus propios diseños y cómo integrar la IA en su negocio.
Si está buscando una forma de mejorar sus habilidades en el arte de las uñas y destacarse de la competencia, entonces este libro es para usted.

En este libro, aprenderá:

- Los diferentes tipos de IA que se utilizan en el arte de las uñas.
- Cómo utilizar la IA para crear diseños de uñas personalizados.
- Cómo personalizar los servicios para cada cliente.

Al final de este libro, usted será capaz de:

- Crear diseños de uñas únicos y personalizados que reflejen su personalidad y estilo.
- Ahorrar tiempo y esfuerzo bosquejando o buscando diseños.
- Ofrecer a sus clientes una experiencia más personalizada.

¿Está listo para aprender cómo utilizar la IA para crear diseños de uñas únicos y personalizados?

Entonces…

¡Comience a leer hoy mismo!

Índice. Módulo 1: Introducción a la inteligencia artificial para el arte de las uñas.

¿Qué es la inteligencia artificial? Conceptos básicos. Tipos de inteligencia artificial. Cómo funciona la inteligencia artificial. Aplicaciones de la inteligencia artificial en el arte de las uñas. Beneficios de utilizar la inteligencia artificial para el arte de las uñas.

Módulo 2: Fundamentos del arte de las uñas.

Tipos de uñas.

Productos para el cuidado de las uñas.

Herramientas y materiales para el arte de las uñas

Consejos para cuidar las uñas y para realizar arte de las uñas

Módulo 3: Diseños de uñas con IA.

Cómo utilizar la IA para crear diseños de uñas

¿Qué es un Prompt para crear diseños de uñas?

PROMPT: ejemplos prácticos.

Diferentes tipos de diseños de uñas

Tendencias en el arte de las uñas

Módulo 4: Manos a la obra, comenzamos a crear con IA.

Metodología para usar la IA orientada al arte de las uñas.

Módulo 5: Modelo de lenguaje. GEMINI.

¿Qué es un modelo de lenguaje?
Guía rápida de ingreso y uso de GEMINI.

Módulo 6: Modelo de generación de imágenes de Microsoft. BING.

¿Qué es un generador de imágenes mediante IA? Guía práctica de ingreso y uso de BING.

Módulo 7: Práctica guiada.

Ejercicios paso a paso para crear diseños de uñas con IA. PLANTILLA PROMPT MODIFICABLE DEFINITIVA.

☐ Módulo 1: Introducción a la inteligencia artificial para el arte de las uñas.

¿Qué es la inteligencia artificial? Conceptos básicos.

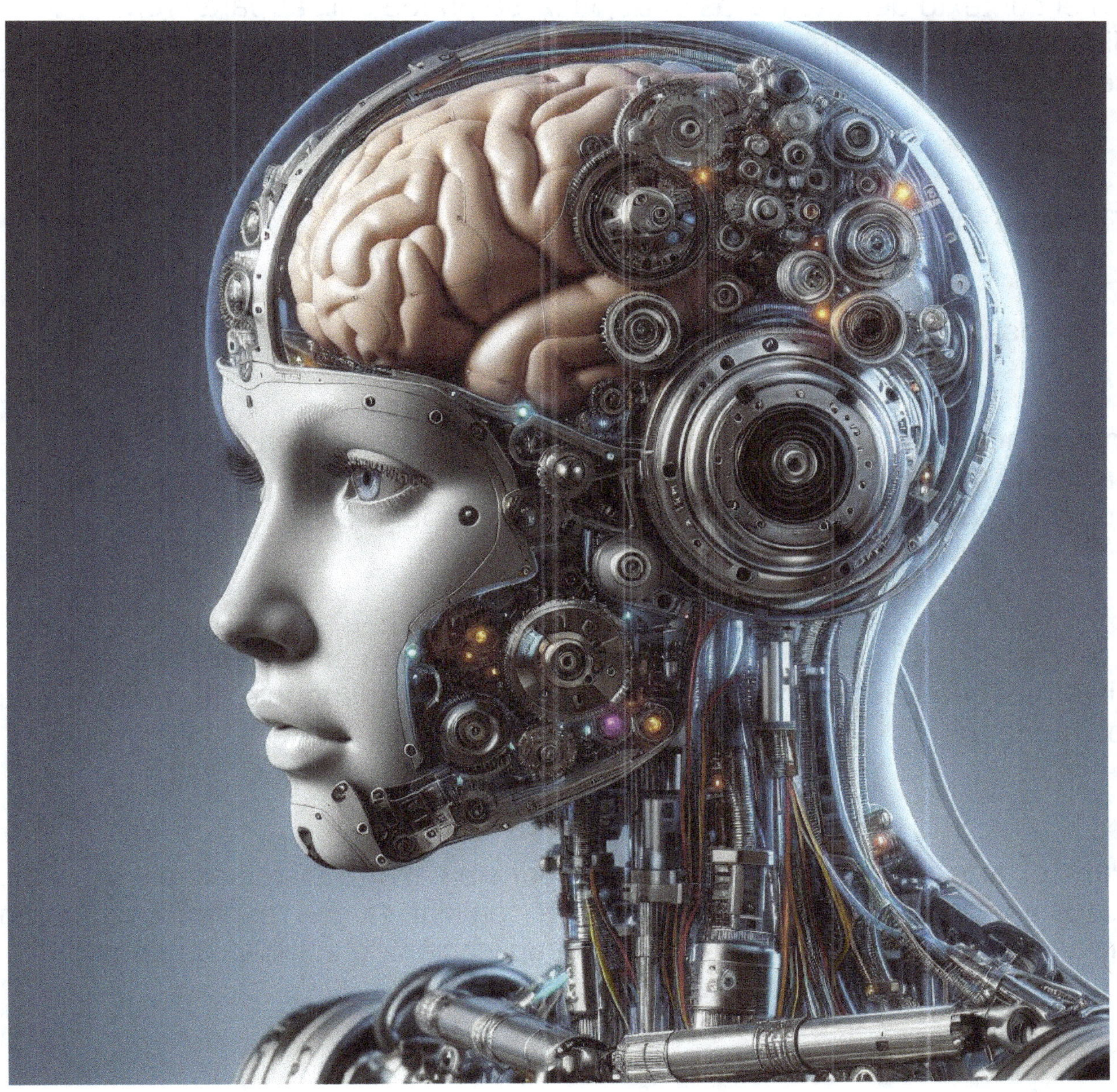

La inteligencia artificial (IA) es una tecnología que permite a las máquinas pensar y actuar como los humanos. Se utiliza en una amplia gama de aplicaciones, incluyendo el arte de las uñas.

En el contexto del arte de las uñas, la IA se puede utilizar para crear diseños de uñas personalizados, automatizar tareas y personalizar los servicios.

Tipos de inteligencia artificial.

Hay dos tipos principales de IA:

Inteligencia artificial débil: Este tipo de IA se centra en el desarrollo de sistemas que pueden realizar tareas específicas de forma eficiente, pero no son capaces de pensar o actuar de forma independiente.

Inteligencia artificial fuerte: Este tipo de IA se centra en el desarrollo de sistemas que pueden pensar y actuar de forma independiente, al igual que los humanos.

Para el arte de las uñas, se utilizan principalmente sistemas de IA débil. Estos sistemas están diseñados para realizar tareas específicas, como crear diseños de uñas o automatizar la aplicación de esmalte de uñas.

Característica	IA débil	IA fuerte
Capacidad	Realizar tareas específicas de forma eficiente.	Pensar y actuar de forma independiente, al igual que los humanos.
Ejemplos	Sistemas de recomendación chatbots, asistentes virtuales.	Sistemas de auto conducción, robots humanoides.
Uso en el arte de las uñas	Creación de diseños de uñas, tareas, automatizacion y personalización de servicios.	

Cómo funciona la inteligencia artificial.

La IA se basa en el uso de algoritmos para procesar información y tomar decisiones. Estos algoritmos pueden ser muy complejos y requieren grandes cantidades de datos para entrenarlos.

¿Qué son los algoritmos?

En informática, se llaman algoritmos el conjunto de instrucciones sistemáticas y previamente definidas que se utilizan para realizar una determinada tarea.

En el caso del arte de las uñas, los algoritmos de IA se utilizan para analizar imágenes de diseños de uñas, patrones y colores. Esta información se utiliza para generar nuevos diseños de uñas, eso permite personalizar los servicios para cada cliente.

Aplicaciones de la inteligencia artificial en el arte de las uñas.

La IA se puede utilizar para el arte de las uñas de varias maneras.

En este curso, vamos a utilizar la combinación de dos modelos de inteligencia artificial (IA), uno de textos del cual generarás los datos para suministrarlo a otro modelo de generación de imágenes del cual obtendrá las imágenes de diseños de uñas personalizadas.

Creación de diseños de uñas, en esto nos enfocaremos.

La IA se puede utilizar para crear diseños de uñas personalizados. Los sistemas de IA pueden generar diseños de uñas basados en las preferencias del usuario, o pueden crear diseños aleatorios que sean sorprendentes y originales.

Por ejemplo, con un sistema generador de imágenes mediante IA, podría preguntar al usuario su color favorito, sus gustos personales y el estilo de diseño que le gusta. Cargando esos datos, el sistema generaría un diseño de uñas que se ajuste a estas preferencias. Cuantos más detalles se den al sistema, más preciso será el resultado.

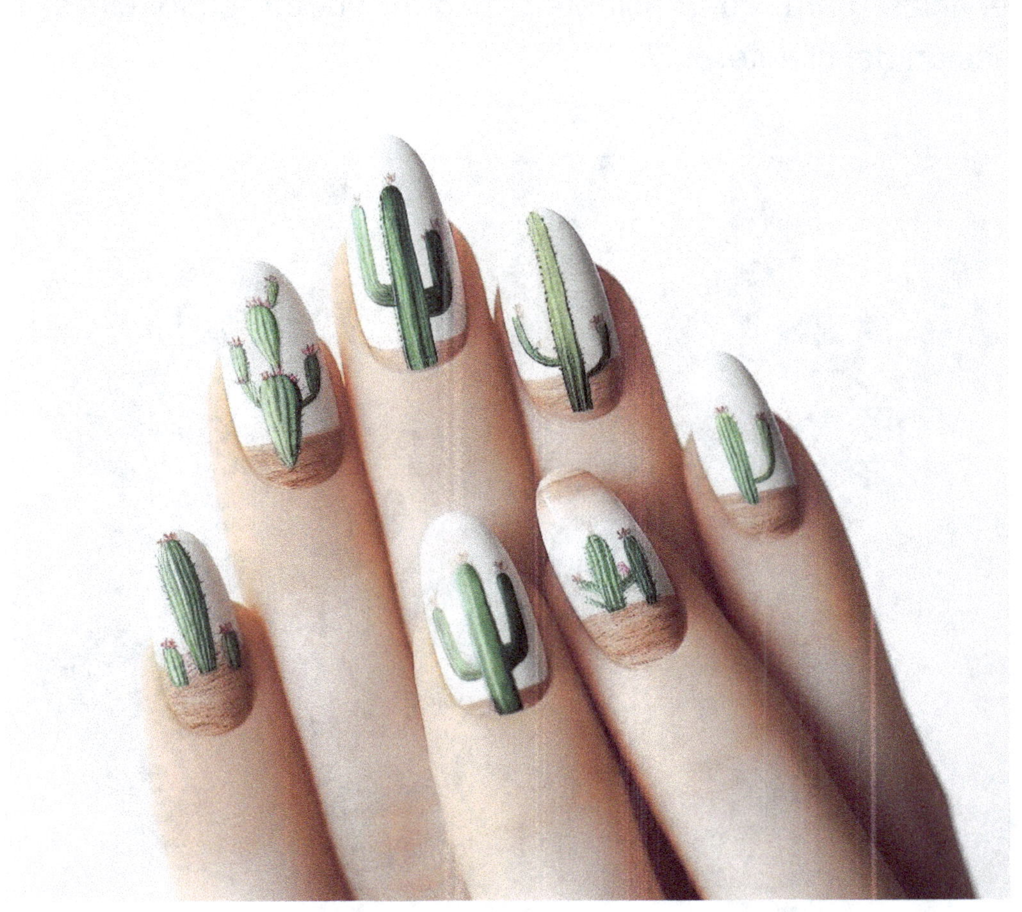

Beneficios de utilizar la inteligencia artificial para el arte de las uñas.

La IA puede ofrecer varios beneficios para el arte de las uñas, incluyendo:
Creatividad: La IA puede ayudar a los artistas de uñas a ser más creativos y a generar diseños de uñas que sean únicos y originales.
Eficiencia: La IA puede ayudar a los artistas de uñas a ser más eficientes y a automatizar tareas que consumen mucho tiempo.
Personalización: La IA puede ayudar a los artistas de uñas a personalizar los servicios para cada cliente, lo que puede conducir a una mayor satisfacción del cliente.

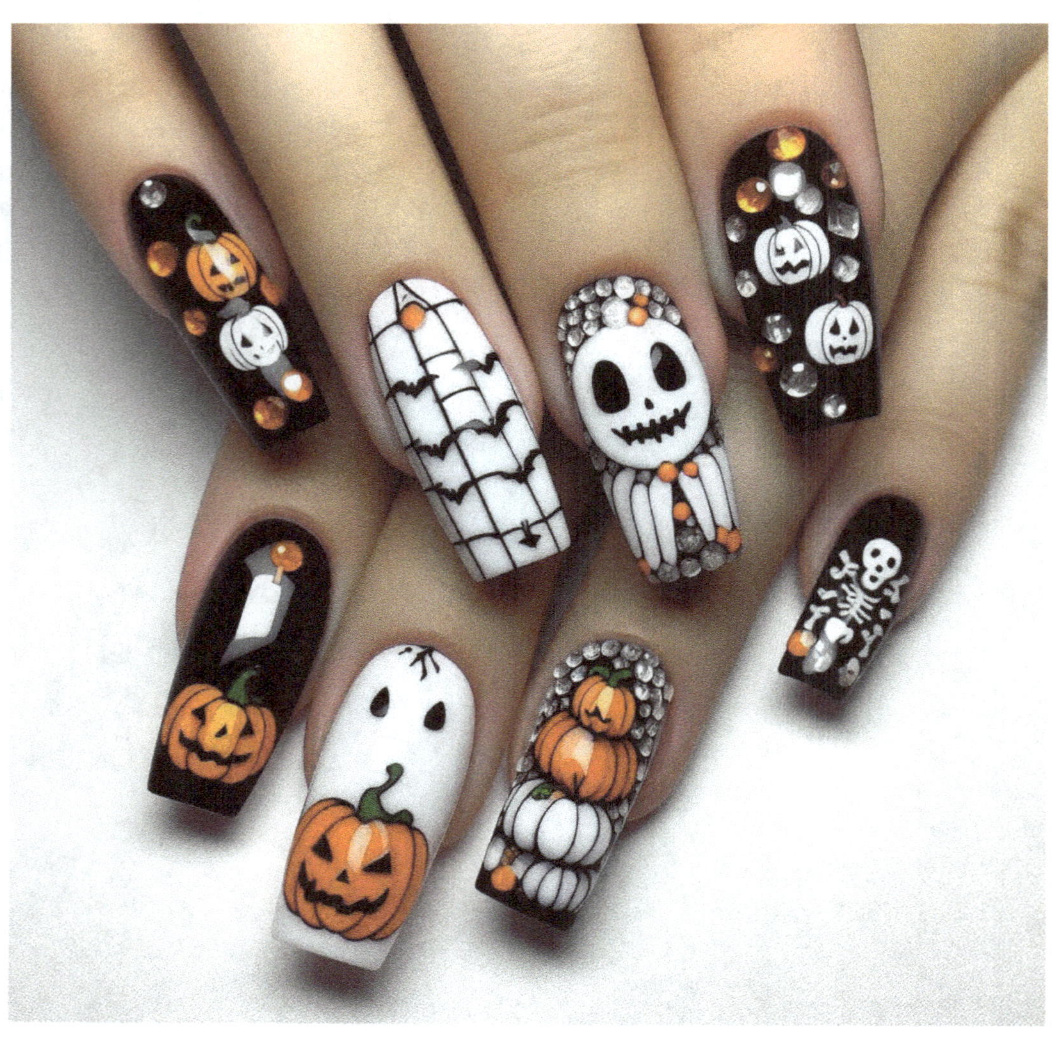

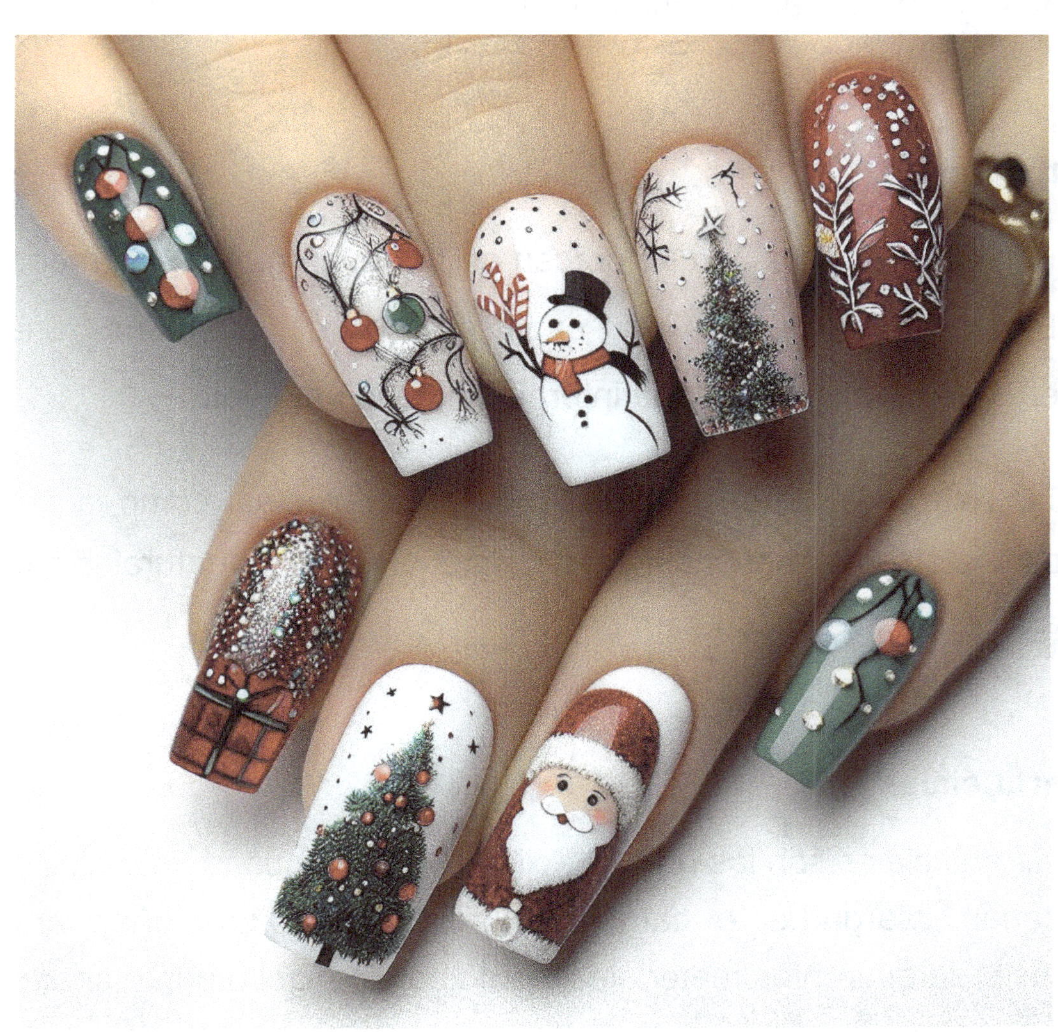

☐ **Módulo 2: Fundamentos del arte de las uñas.**

Tipos de uñas.

Las uñas son estructuras duras que se encuentran en los dedos de las manos y los pies. Están formadas por una capa exterior de queratina, una capa intermedia de matriz y una capa interna de lecho ungueal.

Uñas naturales.

Las uñas naturales son las que crecen de forma natural en las manos y los pies. Están formadas por una capa exterior de queratina, una capa intermedia de matriz y una capa interna de lecho ungueal.

Las uñas naturales pueden sufrir diferentes problemas, como la fragilidad, la descamación y las manchas. Para mantener las uñas naturales sanas, es importante cuidarlas adecuadamente.

Uñas artificiales.

Las uñas artificiales son las que se aplican sobre las uñas naturales para fortalecerlas, alargarlas o cambiar su apariencia. Las uñas artificiales pueden ser de diferentes materiales, como acrílico, gel o porcelana.

Las uñas artificiales pueden ser una buena opción para personas que tienen uñas naturales débiles o dañadas. Sin embargo, es importante tener en cuenta que las uñas artificiales pueden dañar las uñas naturales si no se aplican correctamente.

Productos para el cuidado de las uñas.

Hay una gran variedad de productos disponibles para el cuidado de las uñas.
Los productos más comunes para el cuidado de las uñas son:

Esmalte de uñas: Es un producto que se aplica sobre las uñas para darles color y brillo. Los esmaltes de uñas pueden ser de diferentes colores, acabados y texturas.

Base coat: Es un producto que se aplica sobre las uñas antes del esmalte de uñas para protegerlas y prolongar la duración del esmalte.

Top coat: Es un producto que se aplica sobre el esmalte de uñas para protegerlo y darle brillo.

Removedor de esmalte de uñas: Es un producto que se utiliza para eliminar el esmalte de uñas.

Aceite para cutículas: Es un producto que se utiliza para hidratar las cutículas y evitar que se resequen.

Limas de uñas: Son herramientas que se utilizan para dar forma y pulir las uñas.

Tijeras para cutículas: Son herramientas que se utilizan para recortar las cutículas.

Herramientas y materiales para el arte de las uñas.

El arte de las uñas es una forma de expresión creativa que consiste en decorar las uñas con diferentes diseños. Para realizar arte de las uñas, se necesitan diferentes herramientas y materiales.

Herramientas para el diseño de uñas:

☐ Pinceles para nail art: Son pinceles finos que se utilizan para pintar diseños sobre las uñas.

☐ Pigmentos para nail art: Son pigmentos de colores que se utilizan para pintar diseños sobre las uñas.

☐ Pegatinas para nail art: Son pegatinas de colores o diseños que se utilizan para decorar las uñas.

☐ Glitter para nail art: Es un material brillante que se utiliza para decorar las uñas.

☐ Swarovski para nail art: Son piedras brillantes que se utilizan para decorar las uñas.

Materiales para el diseño de uñas:

- Esmaltes de uñas de colores: Se utilizan para crear los colores de base para los diseños.

- Esmaltes de uñas transparentes: Se utilizan para crear efectos de brillo o transparencia.

- Base coat: Se aplica sobre las uñas antes del esmalte de uñas para protegerlas y prolongar la duración del esmalte.

- Top coat: Se aplica sobre el esmalte de uñas para protegerlo y darle brillo.

Consejos para cuidar las uñas y para realizar arte de las uñas.

Para mantener las uñas sanas y bonitas, es importante seguir estos consejos:

- Limpie y pula sus uñas con regularidad.

- Use un esmalte de uñas de buena calidad.

- Evite morder sus uñas.

- No use las uñas como herramientas.

- Mantenga sus uñas hidratadas.

Para realizar arte de las uñas, es importante seguir estos consejos:

- Practica con frecuencia.

- Inspírate en las tendencias actuales.

- No tengas miedo de experimentar.

☐ Módulo 3: Diseños de uñas con IA

Cómo utilizar la IA para crear diseños de uñas.
La IA se puede utilizar para crear diseños de uñas de varias maneras. Una forma es utilizar sistemas de IA que generen diseños de uñas aleatoriamente, simplemente dándole datos básicos sin mayores detalles.

Estos sistemas pueden ser entrenados con datos de imágenes de diseños de uñas, y pueden generar diseños que sean únicos y originales.

¿Qué es un Prompt para crear diseños de uñas?

Los mencionados **"DATOS"**, se denominan **"PROMPT"**. Un prompt es una instrucción, pregunta o un texto que se utiliza para interactuar con sistemas de inteligencia artificial. Podríamos decir que es como un comando, con el que va a pedirle a este sistema que realice una tarea concreta.

Otra forma de utilizar la IA para crear diseños de uñas es utilizar sistemas de IA que permitan a los usuarios personalizar sus propios diseños. Estos sistemas pueden proporcionar una variedad de opciones, como colores, formas, patrones y texturas. Los usuarios pueden utilizar estos sistemas para crear diseños de uñas que se adapten a sus gustos y preferencias. Para ello debe generar un PROMPT con los datos que elija para lograr un diseño de uña.

A esto último nos abocaremos, a continuación, demostramos con ejemplos concretos los datos o Prompt que se le brinda a los sistemas de IA para que produzcan un resultado en imágenes.

Ejemplos de PROMPT para diseño de uñas con IA. Aquí se le pidió lo siguiente:

Crea un diseño de uñas elegante con un simple y estilizado resplandor solar Azteca. Utilice colores cálidos como el dorado, el naranja y el rojo para evocar la rica herencia de México.

y este es el resultado que devuelve la IA.

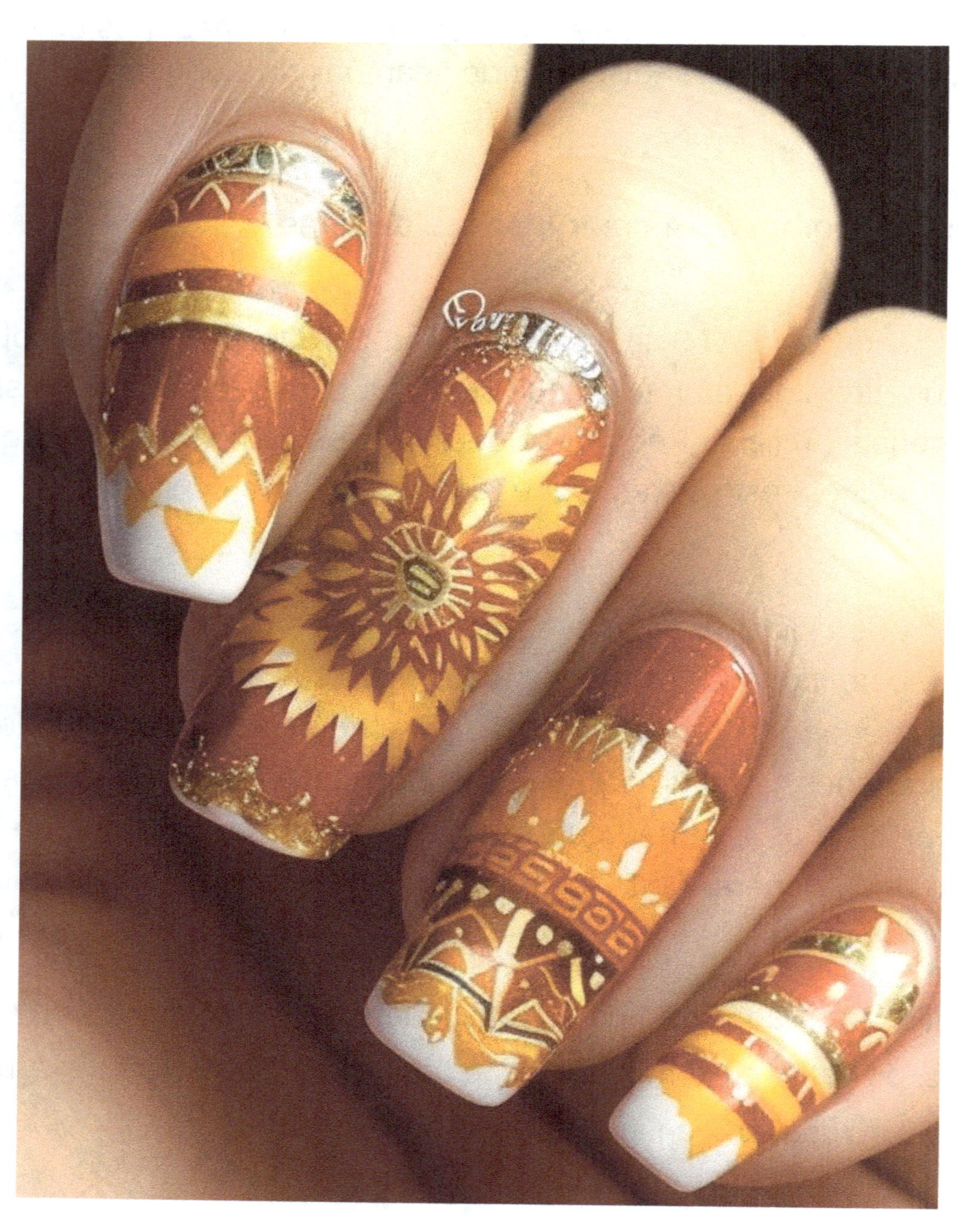

Aquí otro estilo de prompt. ***Sobre un fondo blanco limpio sin otra cosa, créame una imagen en primerísimo primer plano del diseño de uñas de: cuadros de Vincent Van Gogh, la forma de la uña es cuadrada.*** y este es el resultado que devuelve la IA.

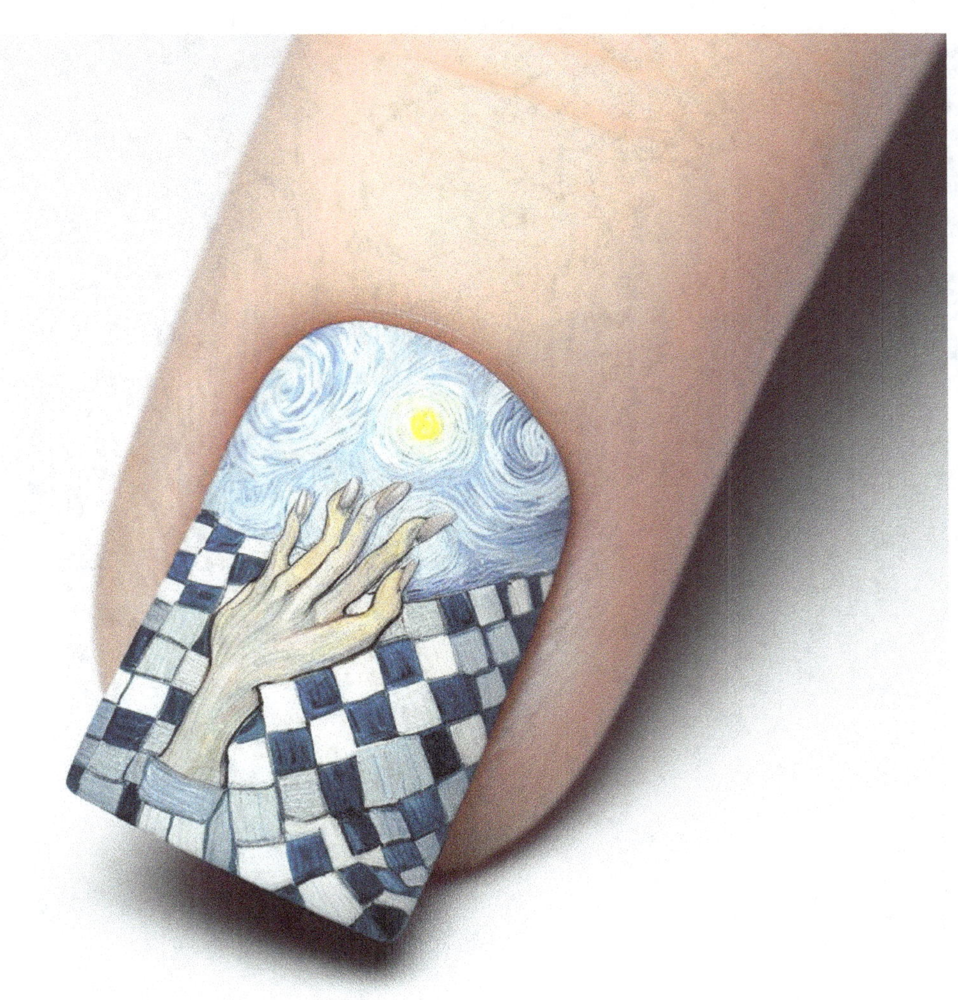

Sobre un fondo blanco limpio sin otra cosa, créame una imagen en primerísimo primer plano del diseño de uñas de: cuadro de Dalí.

y este es el resultado que devuelve la IA.

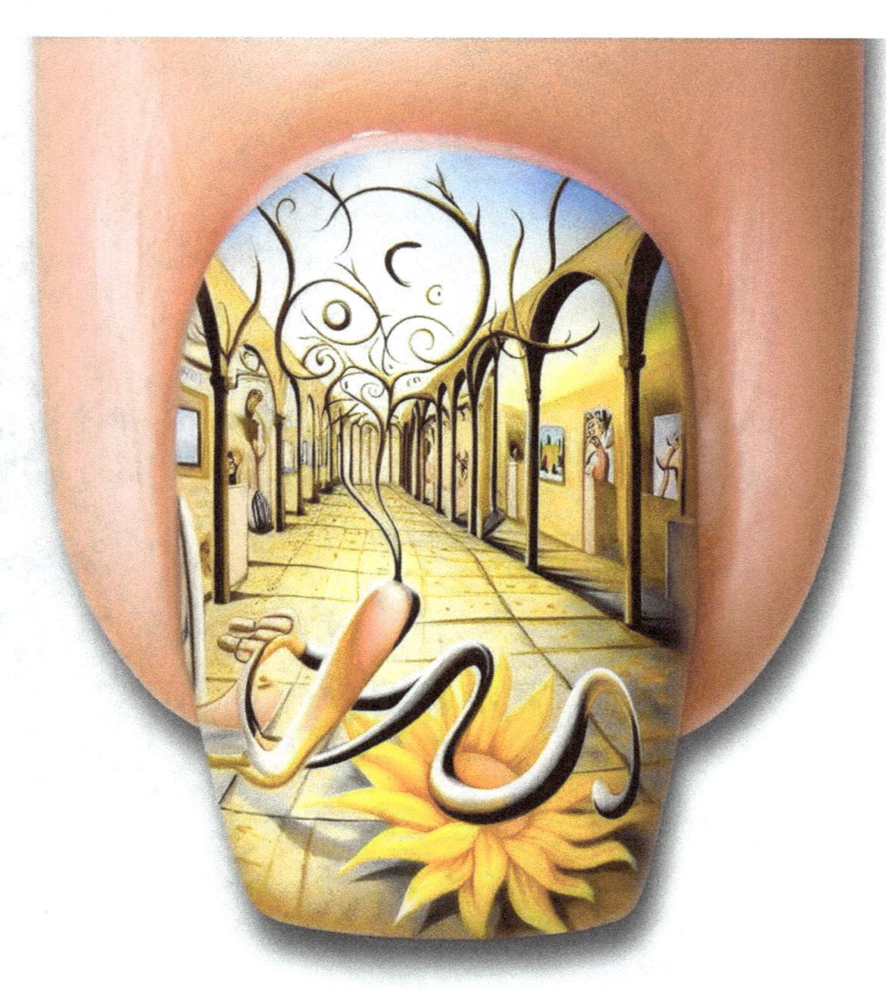

Sobre un fondo blanco limpio sin otra cosa, créame una imagen en primerísimo primer plano del diseño de uñas de: motivos de flores como rosas, margaritas, etc. la forma de la uña es cuadrada. y este es el resultado que devuelve la IA.

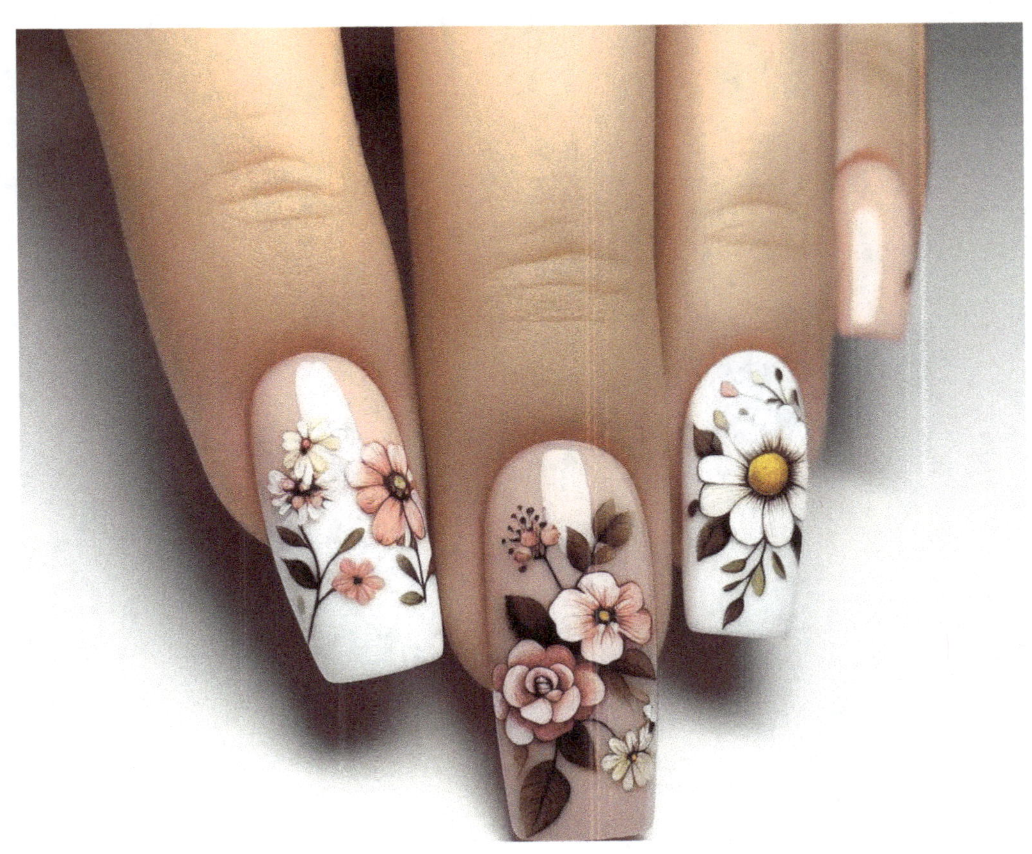

Sobre un fondo blanco limpio sin otra cosa, créame una imagen en primerísimo primer plano del diseño de uñas de: motivos que identifiquen a la Argentina. la forma de la uña es cuadrada. y este es el resultado que devuelve la IA.

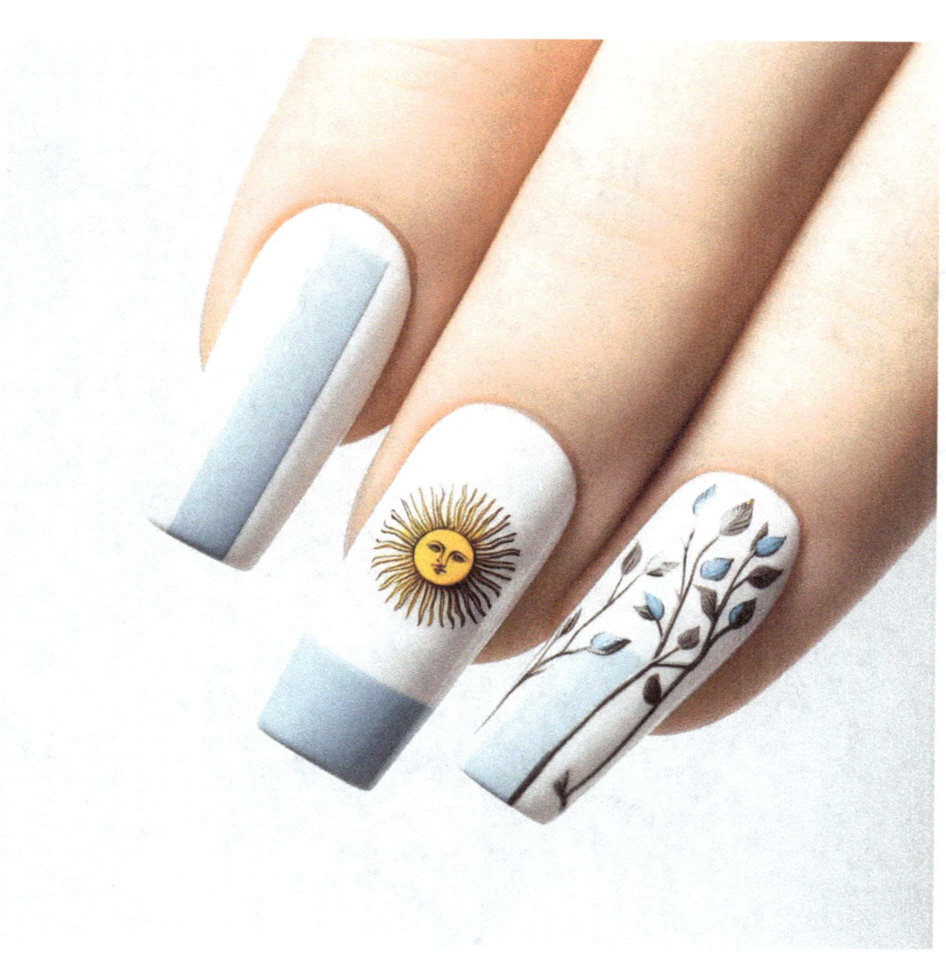

Para utilizar un sistema de IA para personalizar tus propios diseños de uñas, simplemente tienes que seleccionar las opciones que quieres que se incluyan en el diseño. Por ejemplo, puedes seleccionar un color de base, un patrón y una textura. El sistema de IA creará un diseño de uñas que incluya las opciones que has seleccionado.

No te preocupes por cometer errores. Los sistemas de IA son fáciles de usar, puedes volver a intentarlo tantas veces como quieras.

Con un poco de práctica, podrás crear diseños de uñas con IA que sean únicos, originales y elegantes.

Diferentes tipos de diseños de uñas.

Los diseños de uñas pueden clasificarse en diferentes tipos, según su estilo y complejidad. Algunos de los tipos de diseños de uñas más comunes son los siguientes:

☐ Diseños sencillos: Son diseños de uñas simples que suelen consistir en un solo color o un patrón básico. Estos diseños son perfectos para personas que quieren un estilo sencillo y elegante.

☐ Diseños complejos: Son diseños de uñas más elaborados que suelen consistir en varios colores, patrones o texturas. Estos diseños son perfectos para personas que quieren un estilo llamativo y original.

☐ Diseños geométricos: Son diseños de uñas que utilizan formas geométricas, como cuadrados, triángulos o círculos. Estos diseños son perfectos para personas que quieren un estilo moderno y sofisticado.

☐ Diseños florales: Son diseños de uñas que utilizan flores u otros elementos florales. Estos diseños son perfectos para personas que quieren un estilo romántico y femenino.

☐ Diseños abstractos: Son diseños de uñas que no tienen un estilo o patrón definido. Estos diseños son perfectos para personas que quieren un estilo único y personal.

Tendencias en el arte de las uñas.

Las tendencias en el arte de las uñas cambian constantemente. Algunas de las tendencias en el arte de las uñas más populares incluyen las siguientes consignas:

- Uñas de colores pastel: Las uñas de colores pastel son una tendencia popular que es elegante y versátil. Los colores pastel son perfectos para cualquier ocasión, ya sea formal o informal.

- Uñas con brillo: Las uñas con brillo son una tendencia divertida y llamativa. El brillo puede añadir un toque de glamour a cualquier diseño de uñas.

- Uñas con diseños geométricos: Las uñas con diseños geométricos son una tendencia moderna y sofisticada. Los diseños geométricos pueden añadir un toque de estilo a cualquier look.

☐ Módulo 4: Manos a la obra, comenzamos a crear con IA.

Metodología para usar la IA orientada al arte de las uñas.

Si bien hoy en día hay muchos sistemas de inteligencia artificial (IA), no todos se adecuan al proceso de diseñar una imagen para una uña, por ese motivo vamos a ver dos de los que creemos son los adecuados para este fin.

En este módulo vamos a comenzar a crear nuestros propios diseños de uñas con dos inteligencias artificiales gratuitas, simples de utilizar y que nos proporcionarán grandes resultados para nuestro negocio.

Vamos a aprender cómo utilizar un sistema de IA generador de textos (GEMINI), es decir, contenido escrito y otra IA que es generadora de imágenes (Generador de imágenes BING).

Los combinaremos de varias maneras:

1. A GEMINI, le solicitaremos que nos genere un prompt para entregarlo

a BING, para que este último nos genere una imagen.

2. A GEMINI, le ingresaremos una imagen y le pediremos que la describa y
nos genere un prompt para poder replicarla o usarlo de base para
entregarlo a BING.

3. A BING le daremos una orden básica para que genere diseños de
uñas aleatorias.

4. A BING le proporcionaremos un prompt hecho por GEMINI o por
nuestra inspiración.

En el próximo módulo definiremos a GEMINI y explicaremos como acceder
a él.

☐ Módulo 5: Modelo de lenguaje. GEMINI.

¿Qué es un modelo de lenguaje?

Los modelos de lenguaje son programas informáticos que pueden entender y generar texto.

Para aprender a hacerlo, estos programas se alimentan de grandes cantidades de texto. Por ejemplo, un modelo de lenguaje podría aprender a reconocer que las palabras "gato" y "está" suelen ir juntas, o que la palabra "en" suele ir seguida de un sustantivo.

El objetivo principal de los modelos de lenguaje es predecir la siguiente palabra en una oración. Por ejemplo, si vemos la oración "El gato está en el...", un modelo de lenguaje eficiente podría predecir que la siguiente palabra es "árbol" o "sillón".

Aquí hay un ejemplo más sencillo:
Imagina que estás jugando a un juego en el que tienes que adivinar la siguiente palabra de una oración. El juego te da la siguiente oración: "El niño corre detrás de su..."

Si sabes que los niños suelen correr detrás de cosas, como pelotas o perros, puedes usar tu conocimiento del lenguaje para predecir que la siguiente palabra es "pelota" o "perro".

Esto es lo que hacen los modelos de lenguaje. Se alimentan de grandes cantidades de texto para aprender las relaciones entre las palabras. Luego, pueden usar este conocimiento para predecir la siguiente palabra en una oración.

Los modelos de lenguaje se utilizan en una variedad de aplicaciones, como:

- Traducción automática
- Reconocimiento de voz
- Generación de texto creativo
- Respuesta a preguntas

Los modelos de lenguaje son una tecnología emergente que tiene el potencial de revolucionar la forma en que interactuamos con las computadoras.

GEMINI, es el modelo de lenguaje de Google.

Guía rápida de ingreso y uso de GEMINI.

Cómo acceder a GEMINI por primera vez.

GEMINI es el modelo de lenguaje de Inteligencia Artificial (IA) de Google. Éste puede generar texto, traducir idiomas, escribir diferentes tipos de contenido creativo y responder a sus preguntas de forma informativa.

Para acceder a GEMINI por primera vez, siga estos pasos:
Abra un navegador web y vaya a **https://GEMINI.google.com/**

Se abrirá en una ventana nueva en la página web de **GEMINI**

En la esquina superior derecha de la pantalla, haga clic en Iniciar sesión.

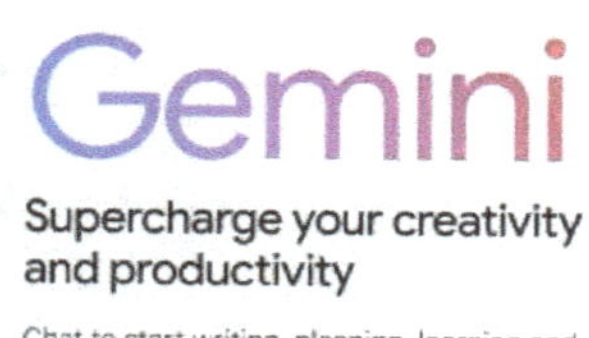

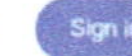

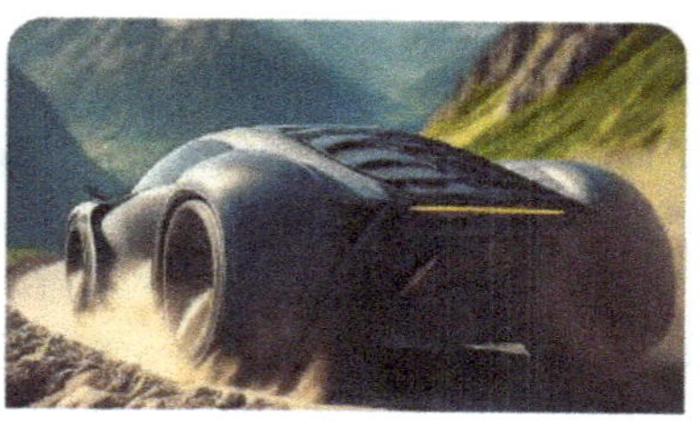

Ingrese su dirección de correo electrónico y contraseña de Google.

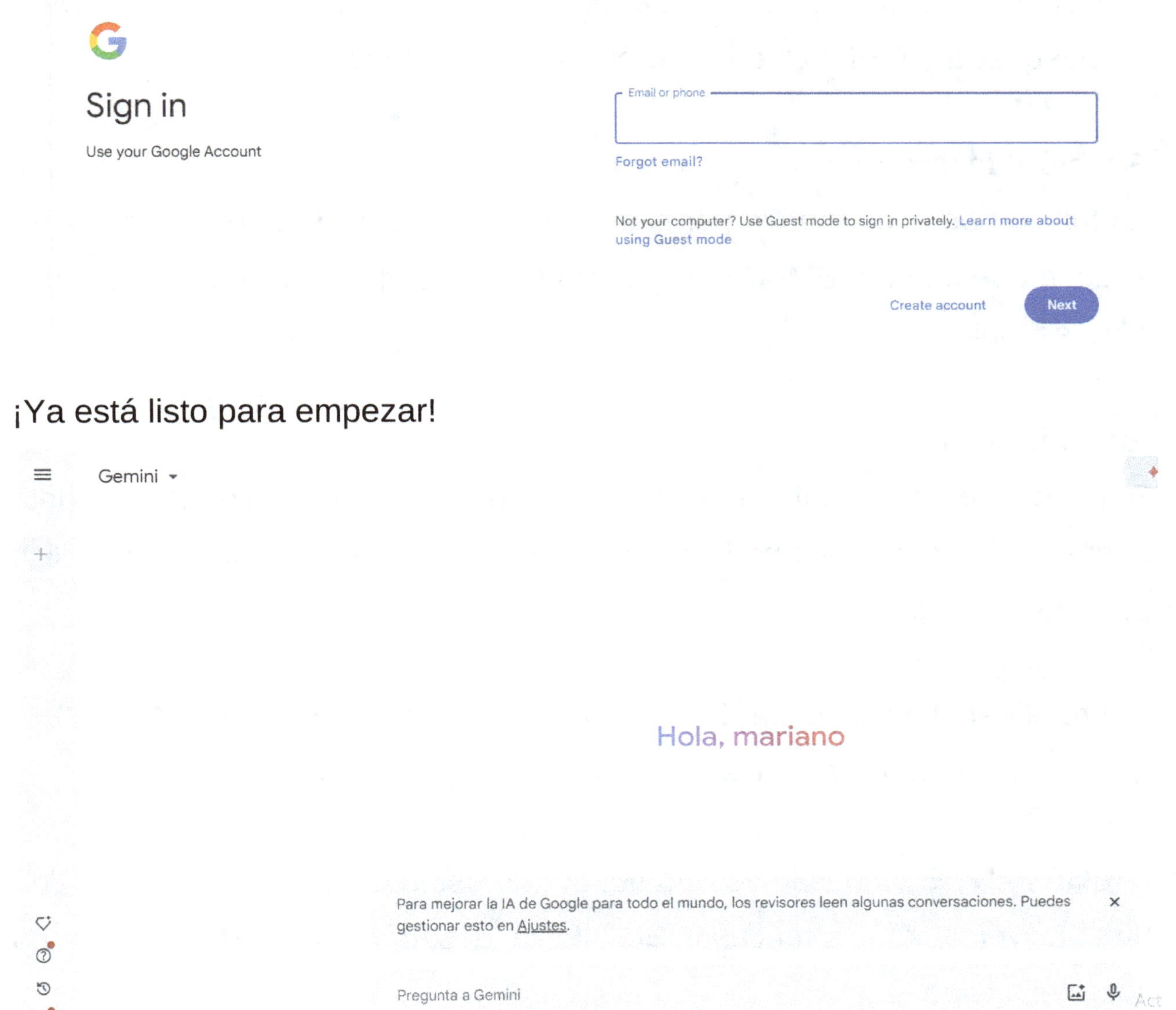

Una vez que haya iniciado sesión en GEMINI, puede usar la barra de búsqueda para buscar información o para pedirle a GEMINI que genere texto creativo.

La función de búsqueda es la forma más sencilla de interactuar con GEMINI. Puede usarla para buscar información sobre cualquier tema. Por ejemplo, si desea saber qué es Nails Art; puede escribir en la barra de búsqueda y GEMINI le proporcionará la respuesta.

Función de micrófono

La función de micrófono le permite hablar con GEMINI. Esto puede ser útil si desea pedirle a GEMINI que genere texto creativo o si tiene dificultades para escribir.

Función de Imagen

Permite que usted suba una imagen y puede hacerle alguna pregunta sobre ella; por ejemplo: pedirle que le diga cuál es el Prompt que se utilizó para hace esa imagen.

Sobre el panel de la izquierda, encontrará las conversaciones **RECIENTES** que ha tenido con ella, y a la vez le servirá como historial.

IMPORTANTE: En cualquier momento que usted quiera, puede seguir con una conversación, entonces **GEMINI**, va a saber que está consultando sobre el mismo tema.

Módulo 6: Modelo de generación de imágenes de Microsoft. BING.

¿Qué es un generador de imágenes mediante IA?

Imagina que tienes una caja mágica que puede convertir tus ideas en dibujos.

Eso, en pocas palabras, es un generador de imágenes mediante IA.

Piensa en algo (un gato con sombrero, un paisaje espacial, un robot haciendo yoga) y descríbeselo a la caja con palabras. La IA dentro de la caja escucha atentamente y usa su conocimiento de millones de imágenes para crear una imagen única basada en tu descripción. ¡Es como tener un artista invisible a tu disposición!

Estos generadores de imágenes son todavía relativamente nuevos, pero ya se usan para:

- Crear ilustraciones para libros y artículos.
- Diseñar logos y mockups para websites.
- Generar ideas para proyectos creativos.
- Divertirse experimentando con diferentes estilos y temáticas.

Lo mejor de todo es que son muy fáciles de usar, incluso si no eres un artista o un experto en tecnología. Solo necesitas un poco de imaginación y ganas de probar algo nuevo.

¿Te animas a darle una oportunidad a la caja mágica?

Guía práctica de ingreso y uso de BING.

Cómo acceder a Generador de imágenes **BING** por primera vez.

Si no tienes una cuenta de Microsoft ni Hotmail, debes crear fácilmente una, aquí te dejamos como hacerlo.

Para crear una cuenta de Hotmail, sigue estos pasos:

Abre el sitio web de Hotmail.

Ingresa a este link: **https://www.microsoft.com/es-es/microsoft-365/outlook/email-and-calendar-software-microsoft-outlook?deeplink=%2fowa%2f&sdf=0**

Sitio web de Hotmail.

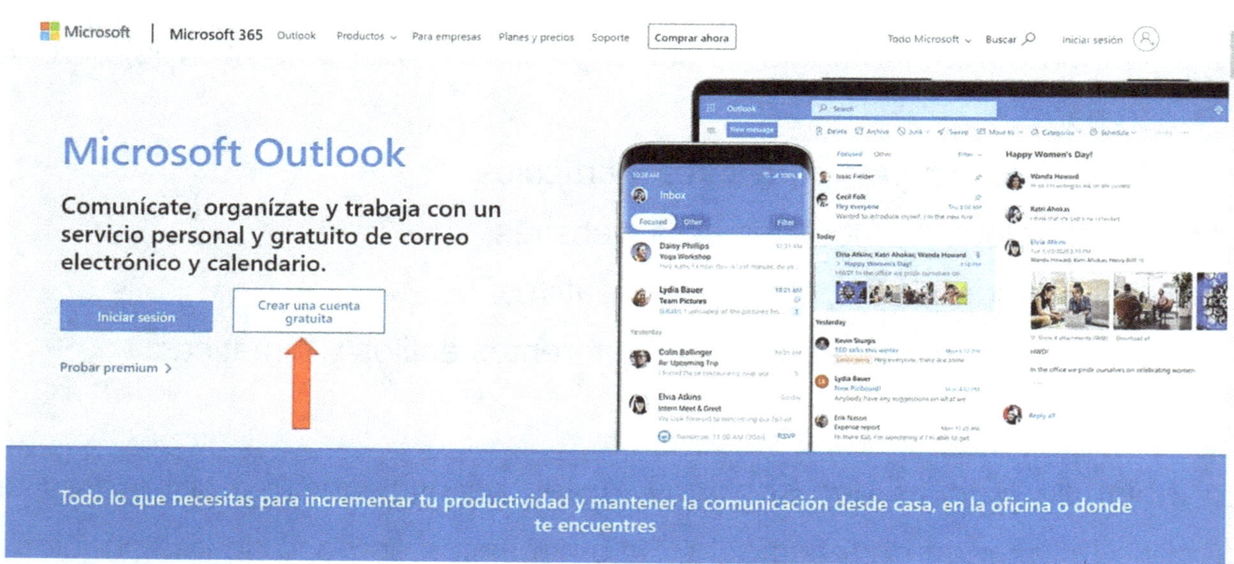

Haz clic en "Crear cuenta". Ingresa tu nombre, apellido, dirección de correo electrónico que deseas y contraseña.

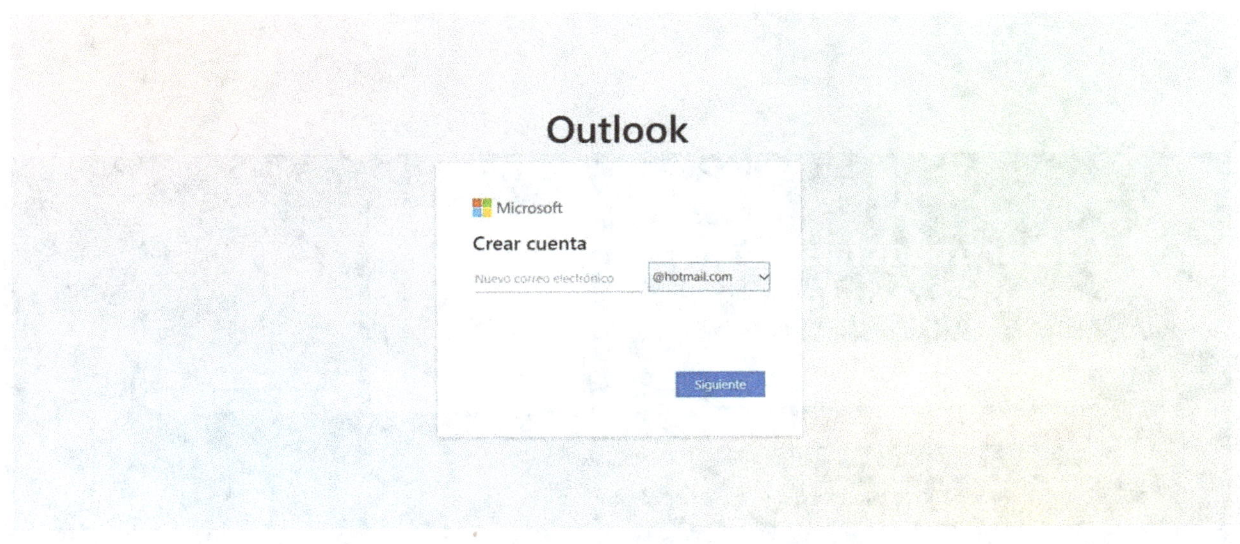

Haz clic en "Siguiente".

Y sigue completando los campos que te solicita.

Haz clic en "Siguiente".

Lee y acepta los términos de servicio de Microsoft.

Haz clic en "Crear cuenta".

Una vez que hayas creado tu cuenta de Hotmail, podrás acceder al generador de imágenes de Bing iniciando sesión con tu dirección de correo electrónico y contraseña de Hotmail.

El link para acceder directamente al generador de imágenes de Microsoft Bing es el siguiente: https://www.bing.com/create

Este link te llevará directamente a la página del generador de imágenes de Bing. No tendrás que iniciar sesión ni crear una cuenta para usar el generador de imágenes. Haz clik en el botón Unirse y crear, y allí abre una nueva ventana.

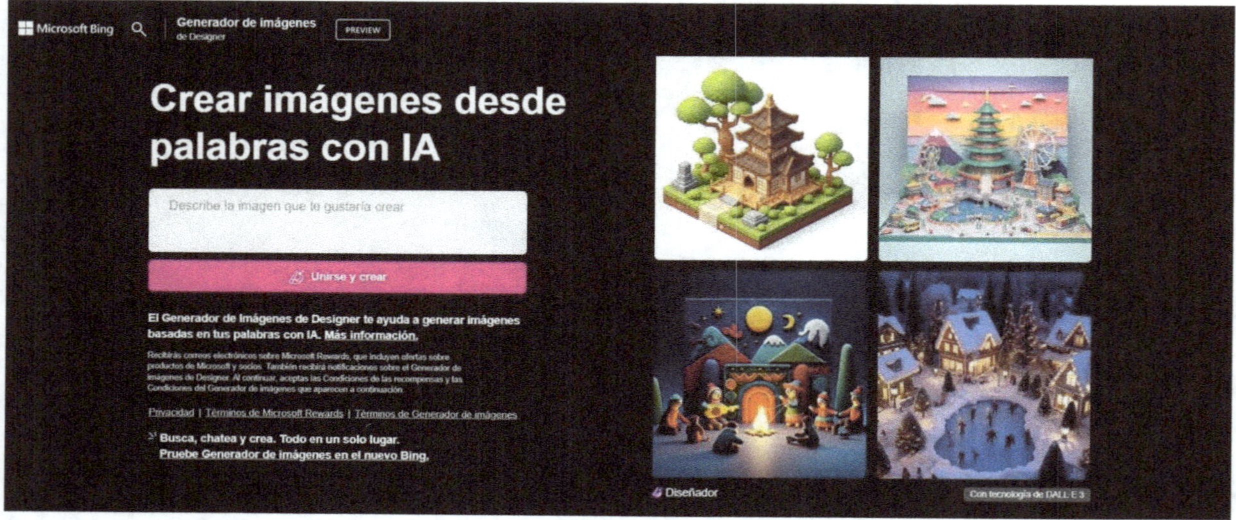

Puedes traducirla.

¡Escribe tu prompt en la barra generadora y luego haz un Clik en CREAR!

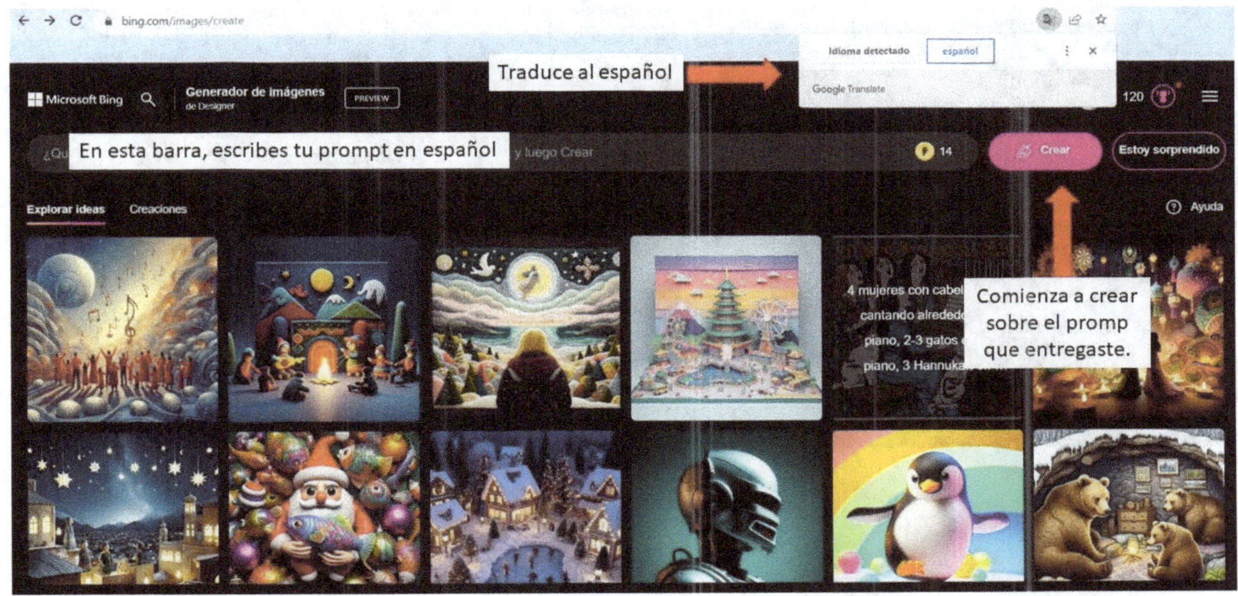

Otras de las funciones son las siguientes:

Explorar ideas, ahí puedes ver que prompt se utilizaron para distintos tipos de imágenes, y puede usarlos. Al ingresar en una imagen, puedes visualizar todos los datos de la misma y replicarlo para hacer algunos cambios basados en ese prompt.

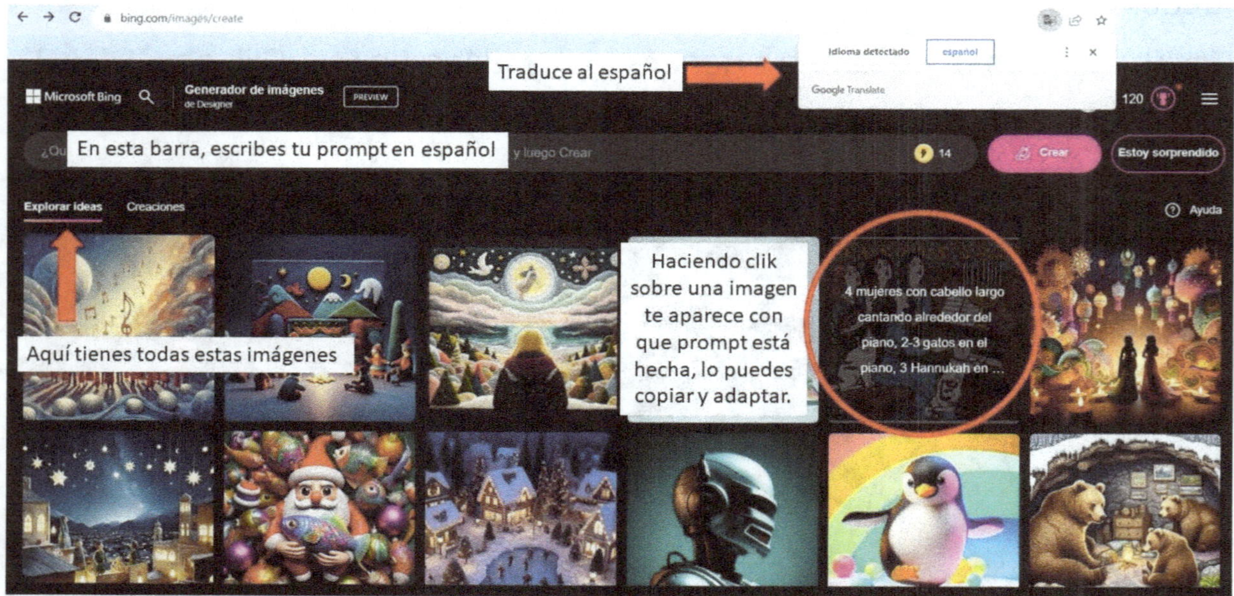
Traduce al español
En esta barra, escribes tu prompt en español
Aquí tienes todas estas imágenes
Haciendo clik sobre una imagen te aparece con que prompt está hecha, lo puedes copiar y adaptar.
4 mujeres con cabello largo cantando alrededor del piano, 2-3 gatos en el piano, 3 Hannukah en ...
Microsoft Bing
Generador de imágenes
de Designer
PREVIEW
Explorar ideas   Creaciones
Crear
Estoy sorprendido
Ayuda
Idioma detectado   español
Google Translate

En Creaciones están las que vas generando y a la derecha tu historial.

Puedes ingresar a cada imagen individualmente.

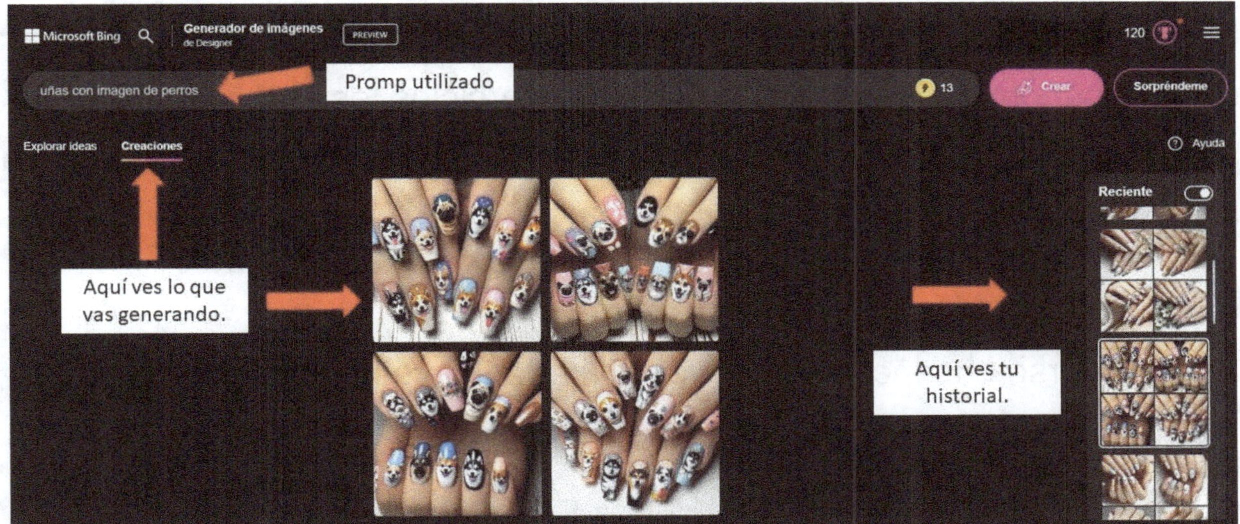

☐ Módulo 7: Práctica guiada.

Ejercicios paso a paso para crear diseños de uñas con IA.

En este módulo, se presentarán algunos ejercicios paso a paso para crear diseños de uñas con IA. Estos ejercicios están diseñados para ayudar a los usuarios a familiarizarse con las diferentes formas de utilizar la IA para crear diseños de uñas.

En este curso enseñaremos cómo utilizar dos inteligencias artificiales muy sencillas, gratis y de fácil manejo.

Utilizaremos dos métodos de creación de diseños de uñas.

Ejercicio 1: Creación de un diseño de uñas con GEMINI + BING.

Sencillamente a GEMINI le pedimos que nos diseñe un prompt para luego entregarlo a BING y que éste nos genere la imagen final.

Debemos poner en GEMINI lo siguiente: "Diseñe un prompt para entregar a BING generador de imágenes, de una uña degradé en color verde".

La respuesta de GEMINI fue la siguiente:

Prompt para BING generador de imagenes:
Una uña degradé en color verde, con una forma ovalada. El degradado comienza en un verde oscuro y termina en un verde claro. La uña está bien cuidada y tiene un brillo saludable.

Este prompt proporciona información específica sobre el color, la forma y el estado de la uña. También incluye un degradado, que es un efecto visual que puede ser difícil de generar.
Para mejorar los resultados, se pueden agregar otros detalles, como:

- *El largo de la uña.*
- *La textura de la uña.*
- *La presencia de cualquier otro diseño en la uña.*

Por ejemplo, el siguiente prompt podría generar una uña degradé más realista:

Una uña degradé en color verde, con una forma ovalada y un largo medio.
La uña está bien cuidada y tiene un brillo saludable. El degradado comienza en un verde oscuro y termina en un verde claro. La uña tiene un diseño de flores en el centro.

Ingresando en el generador de imágenes BING, poniendo sólo la primera parte nos devuelve la siguiente imagen: *Una uña degradé en color verde, con una forma ovalada. El degradado comienza en un verde oscuro y termina en un verde claro. La uña está bien cuidada y tiene un brillo saludable.*

La imagen generada fue esta:

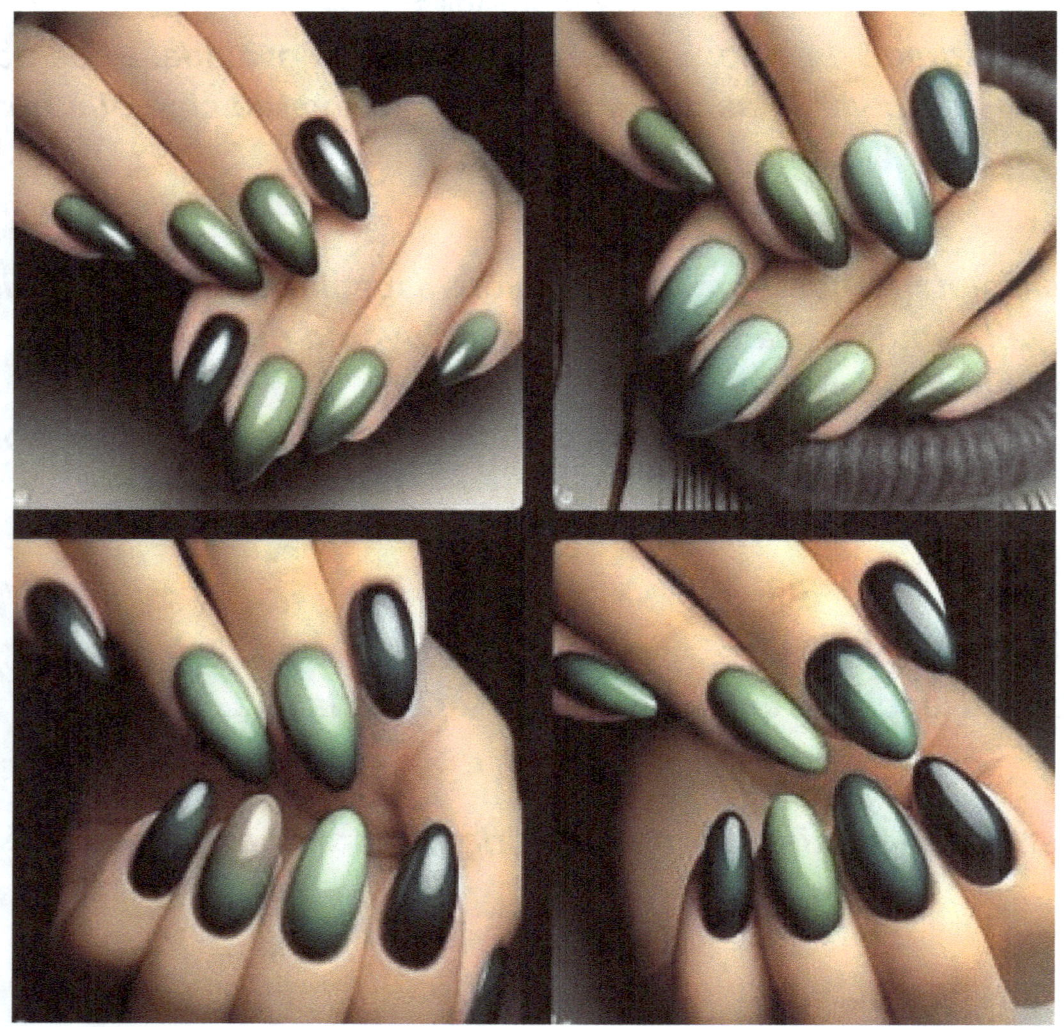

Poniendo en BING la segunda opción: *Una uña degradé en color verde, con una forma ovalada y un largo medio. La uña está bien cuidada y tiene un brillo saludable. El degradado comienza en un verde oscuro y termina en un verde claro. La uña tiene un diseño de flores en el centro.*

Las imágenes generadas fueron estas:

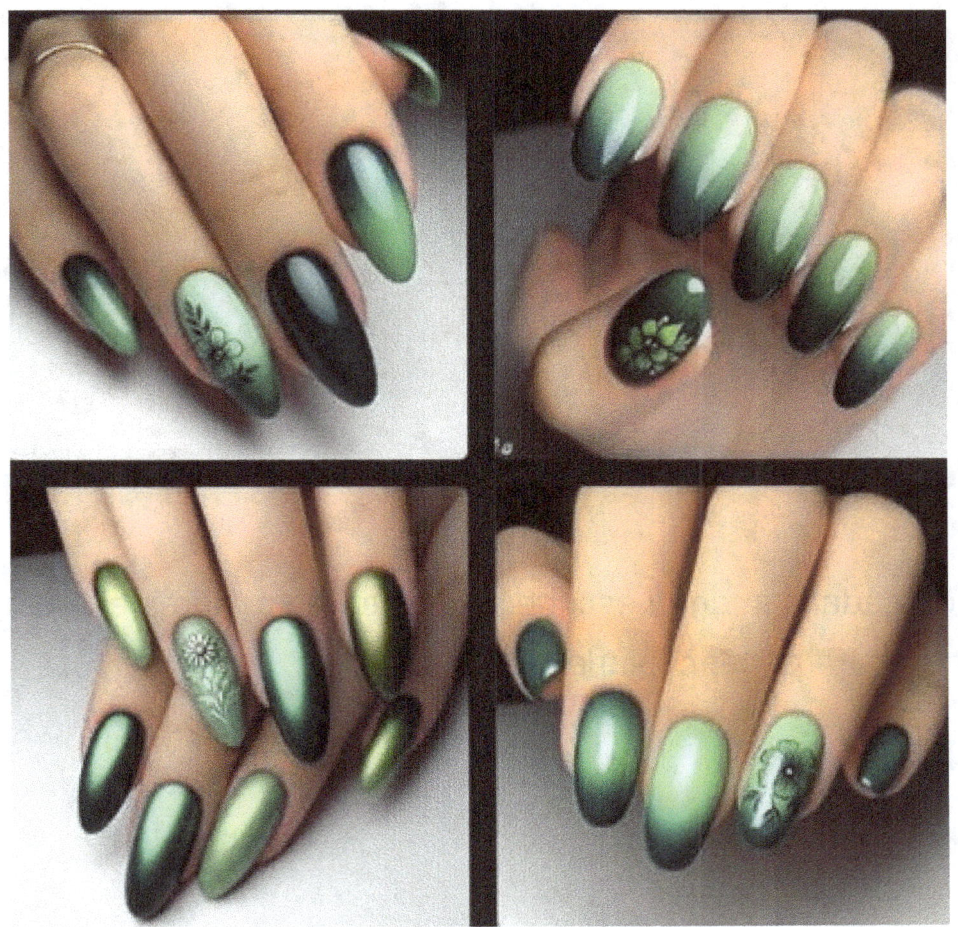

En última instancia, el mejor prompt es el que proporcione la información más específica sobre la uña que desea generar.

Ve probando con colores, formas, dibujos, etc. Combina todos o algunos de ellos.

Método 2: Buscar una imagen de Pinterest, bancos de imágenes y la misma se carga en GEMINI.

Cargaremos esta imagen en GEMINI:

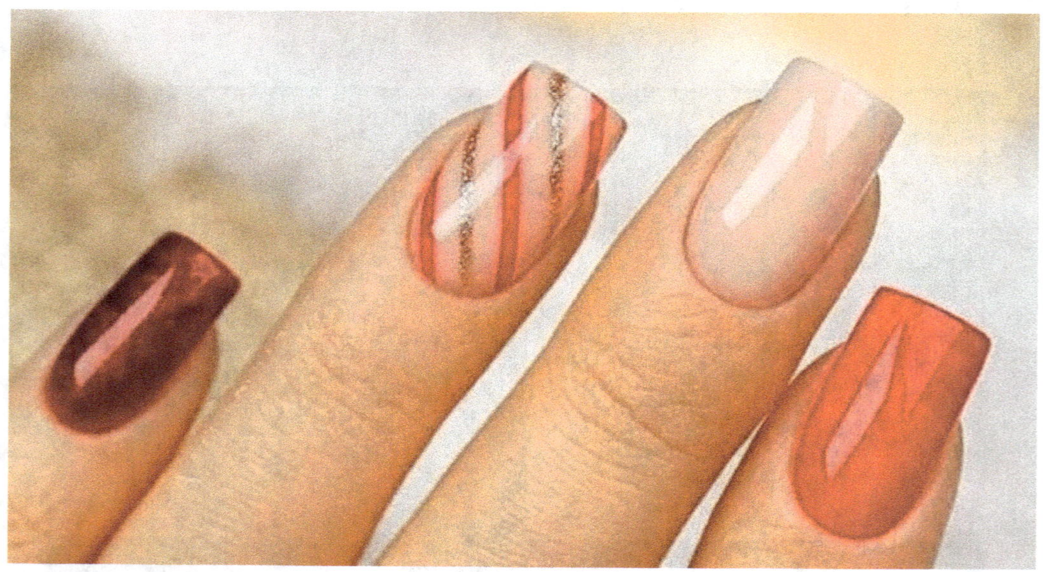

Una vez cargada la imagen escribe: Necesito me generes el prompt de esta imagen para poder copiarla.

Y la devolución de GEMINI es:

Prompt para la imagen de uñas postizas rojas cuadradas con rayas doradas:

Uñas postizas cuadradas de color rojo brillante con rayas doradas. Un diseño perfecto para la temporada navideña.

- Marca: [marca de las uñas]
- Modelo: [modelo de las uñas]
- Tamaño: [tamaño de las uñas]
- Color: rojo brillante
- Decoración: rayas doradas

Este prompt es lo suficientemente específico para que pueda identificar la imagen correctamente, pero también es lo suficientemente general para que pueda aplicarse a cualquier imagen similar. También incluye información relevante sobre la marca, el modelo, el tamaño, el color y la decoración de las uñas.

Aquí hay otro prompt que podrías usar:

Uñas postizas rojas cuadradas con rayas doradas. Un diseño perfecto para la temporada navideña.

* Color: rojo brillante

* Decoración: rayas doradas

Este prompt es un poco más general que el primero, pero aún así proporciona suficiente información para identificar la imagen.

Utilizamos como prueba el primer prompt que propone GEMINI: Uñas postizas cuadradas de color rojo brillante con rayas doradas. Un diseño perfecto para la temporada navideña.

Y esto nos genera BING.

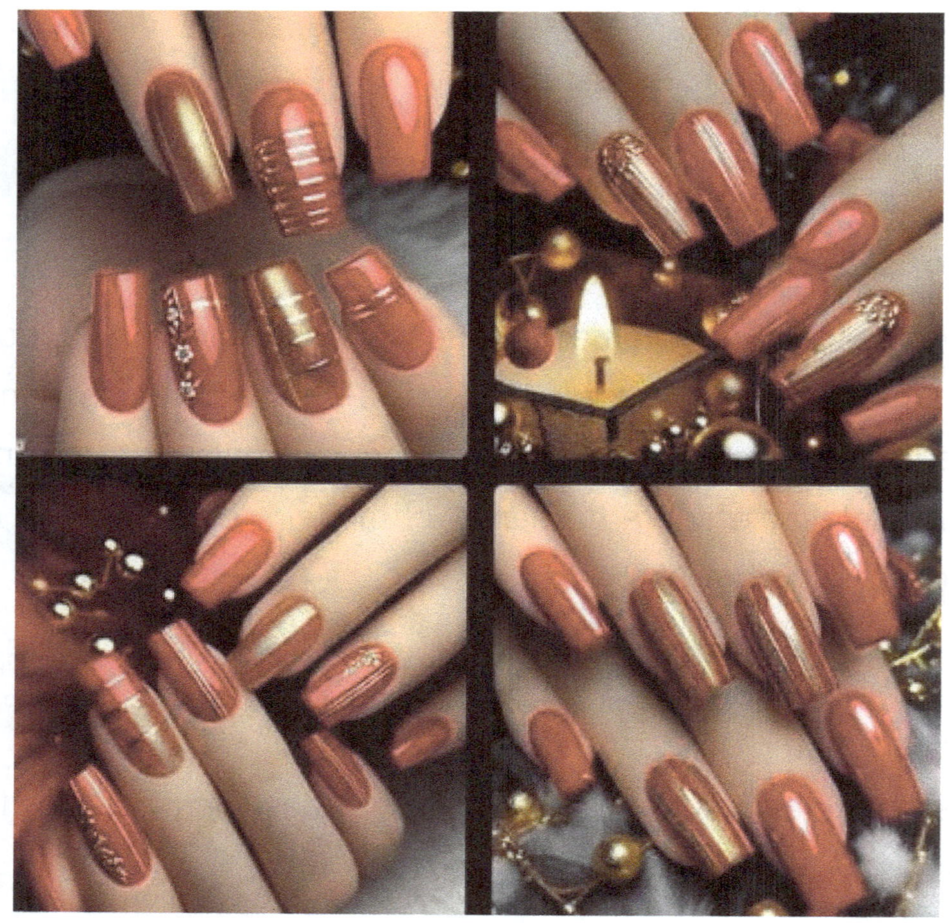

Por supuesto, puedes personalizar estos prompts según tus necesidades específicas. Por ejemplo, puedes agregar más información sobre el lugar donde encontró la imagen o puedes incluir un enlace a su propio sitio web o blog.

Ejercicio 2: Creación de diseños de uñas con BING.
Método 1: Creación de diseños aleatorios para uñas.

En este ejercicio, se utilizará solamente BING, y te suministraremos un prompt básico.

En la barra de BING para escribir, solo pondremos la palabra: UÑA.

En forma aleatoria BING generó lo siguiente:

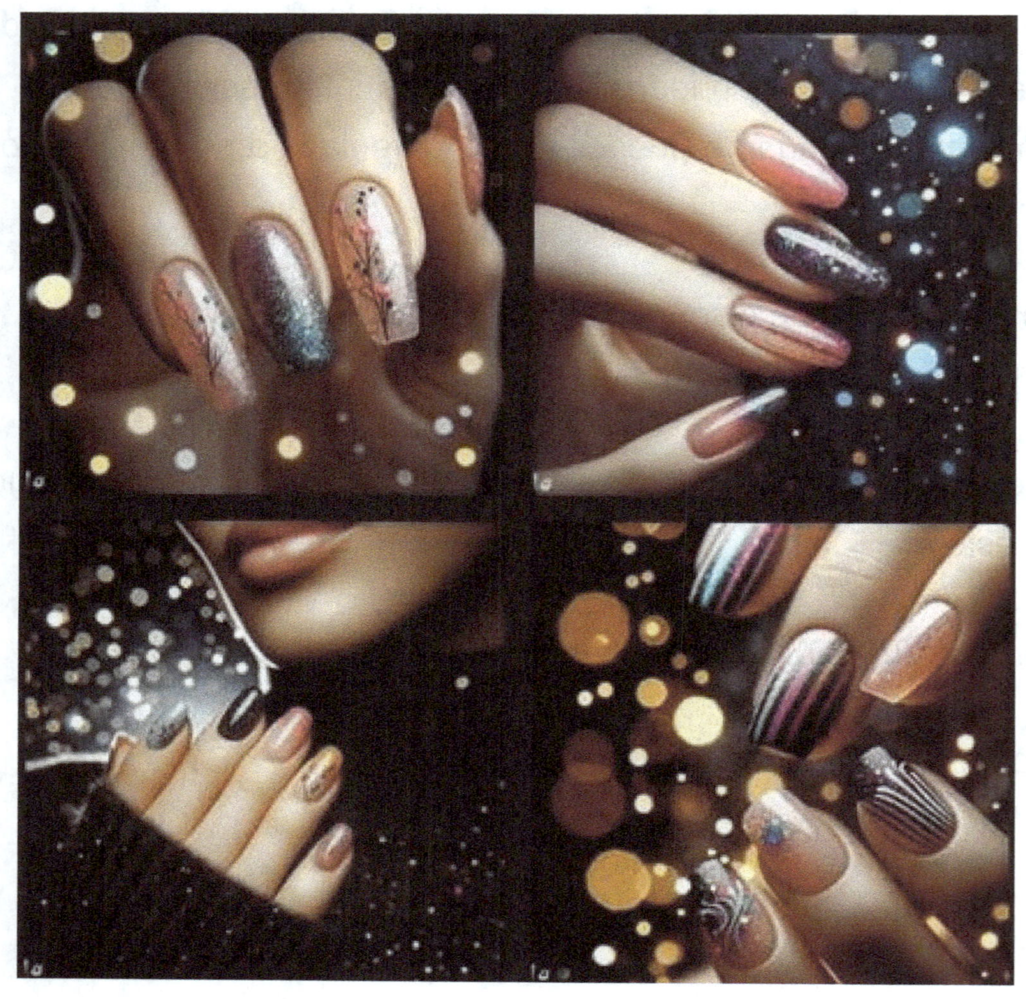

Método 2: Personalización de un diseño de uñas. PROMPT DEFINITIVO.

En este ejercicio, haremos la personalización de diseños de uñas.

Podrás crear a pedido los diseños de las futuras uñas, para ti o tu cliente.

PLANTILLA PROMPT MODIFICABLE DEFINITIVA.

Aquí te daremos un prompt a modo de plantilla, puedes copiarlo,
modificarlo y pegarlo directamente en BING.

SOLO cambia los parámetros que ESTÁN ENTRE PARÉNTESIS.

Sobre solo un fondo blanco sin otras cosas para que resalten los diseños
de las uñas que vas a crear. las imágenes las quiero en primerisimo primer
plano,
quiero que generes el Diseño de uñas: (Navideñas o Pascuas o Boda
o vacaciones o animales o perros o gatitos)
Colores: (blanco, azul, celeste, negro, rojo, verde)
Figuras o dibujos: acordes al tema
Detalles: (Piedras de Swarovski, brillo, degradado, piedras, brillantes)
Forma de la uña: (cuadrada, stiletto, redonda, ovalada)

PROMPT MODIFICABLE DEFINITIVO: Ejemplo de uso.

Sobre solo un fondo blanco sin otras cosas para que resalten los diseños de las uñas que vas a crear. las imágenes las quiero en primerísimo primer plano,
quiero que generes el Diseño de uñas: **NAVIDEÑAS.**
Colores: **blanco, rojo, verde**
Figuras o dibujos: **acordes al tema**
Detalles: **degradado, piedras**
Forma de la uña: **cuadrada**

Los resultados fueron…

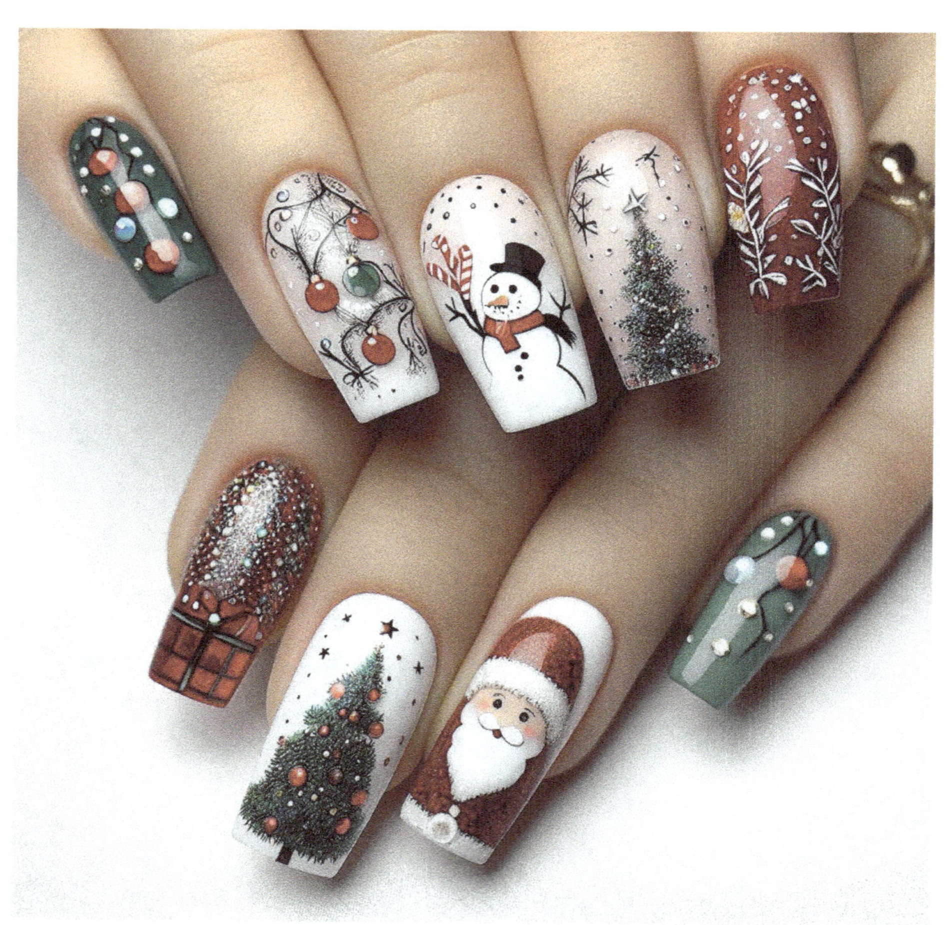

Otro ejemplo…

Sobre solo un fondo blanco sin otras cosas para que resalten los diseños de las uñas que vas a crear. las imágenes las quiero en primerísimo primer plano,
quiero que generes el Diseño de uñas: Halloween.
Colores: blanco, naranja, negro
Figuras o dibujos: acordes al tema
Detalles: degradado, piedras,
Forma de la uña: cuadrada.

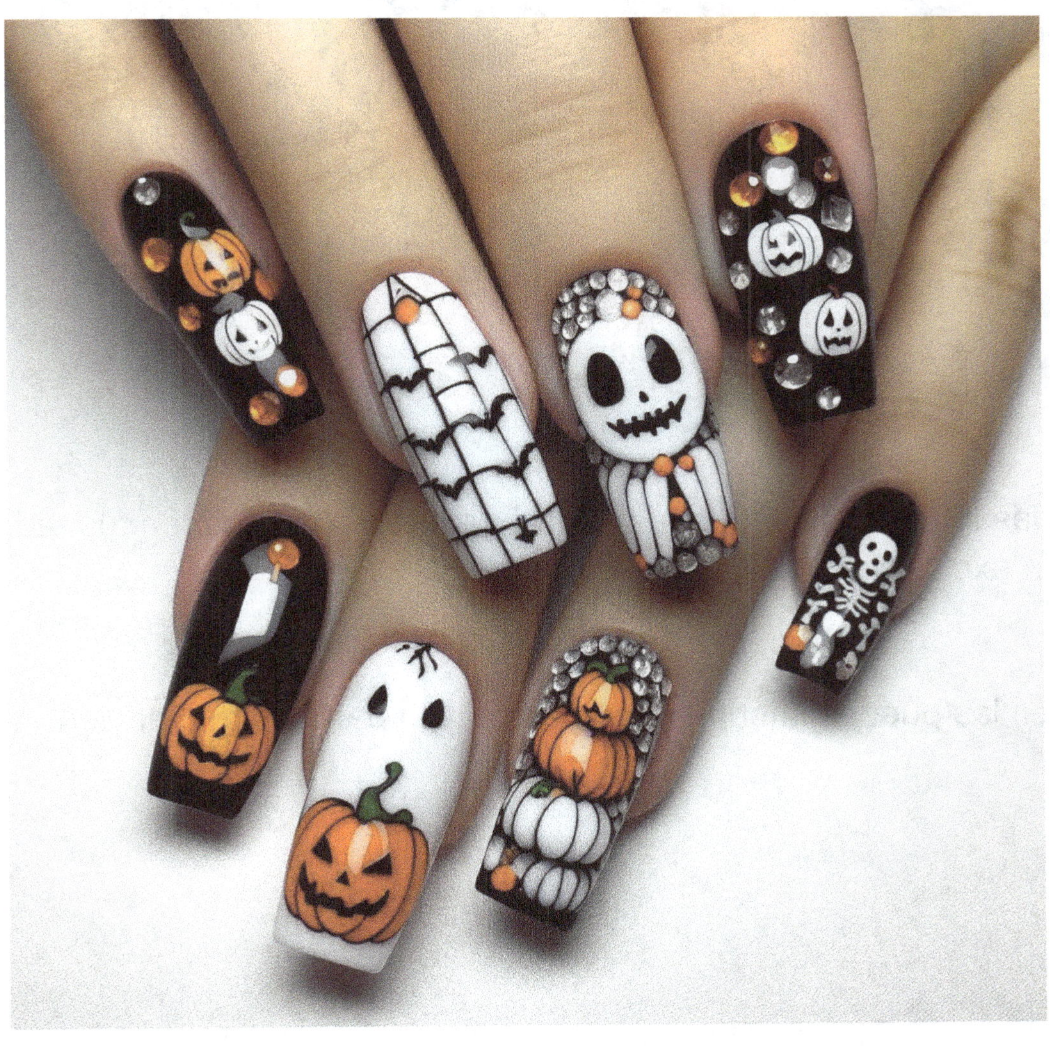

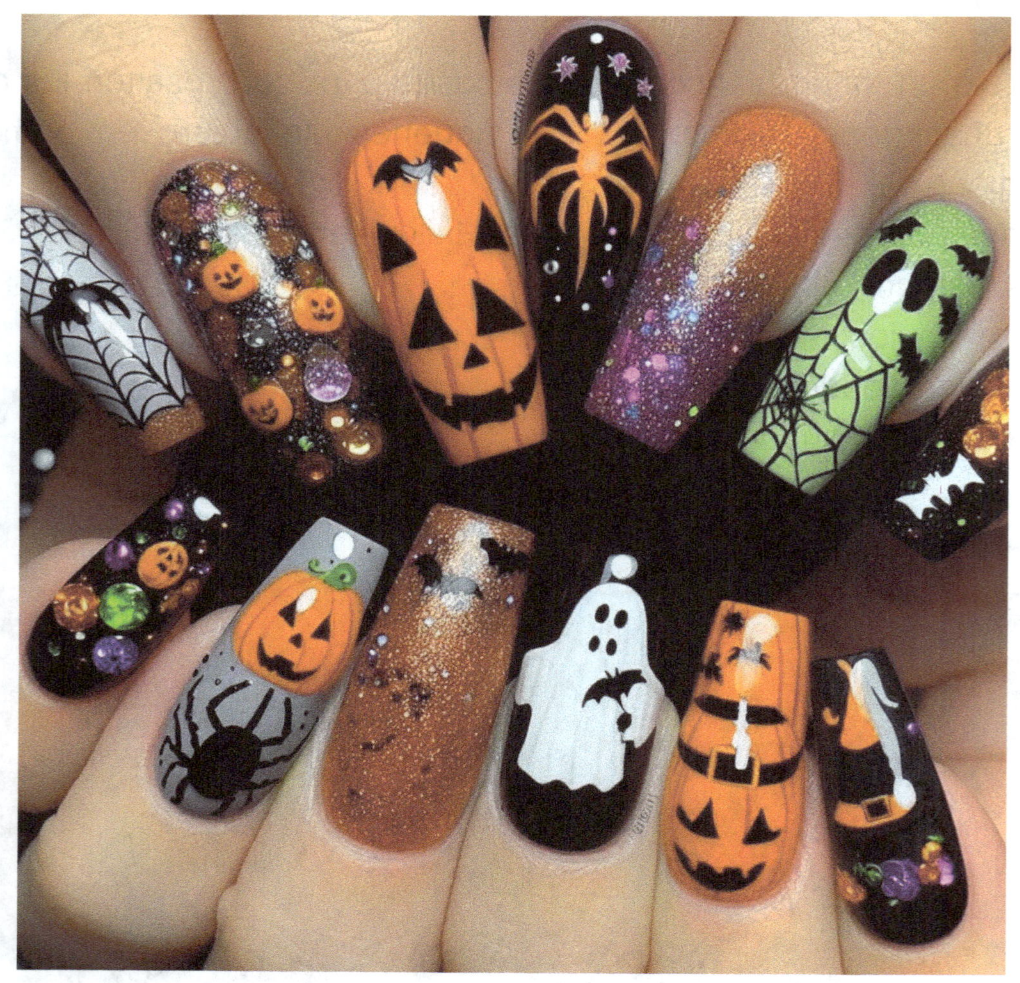

Todas las imágenes las puedes guardar e incluso publicar en tus redes, ya que son exclusivas.

También las puedes imprimir o proyectar, son parte de tu creación.

¡Ahora ponte en práctica y desarrolla tu creatividad de la mano de la IA!

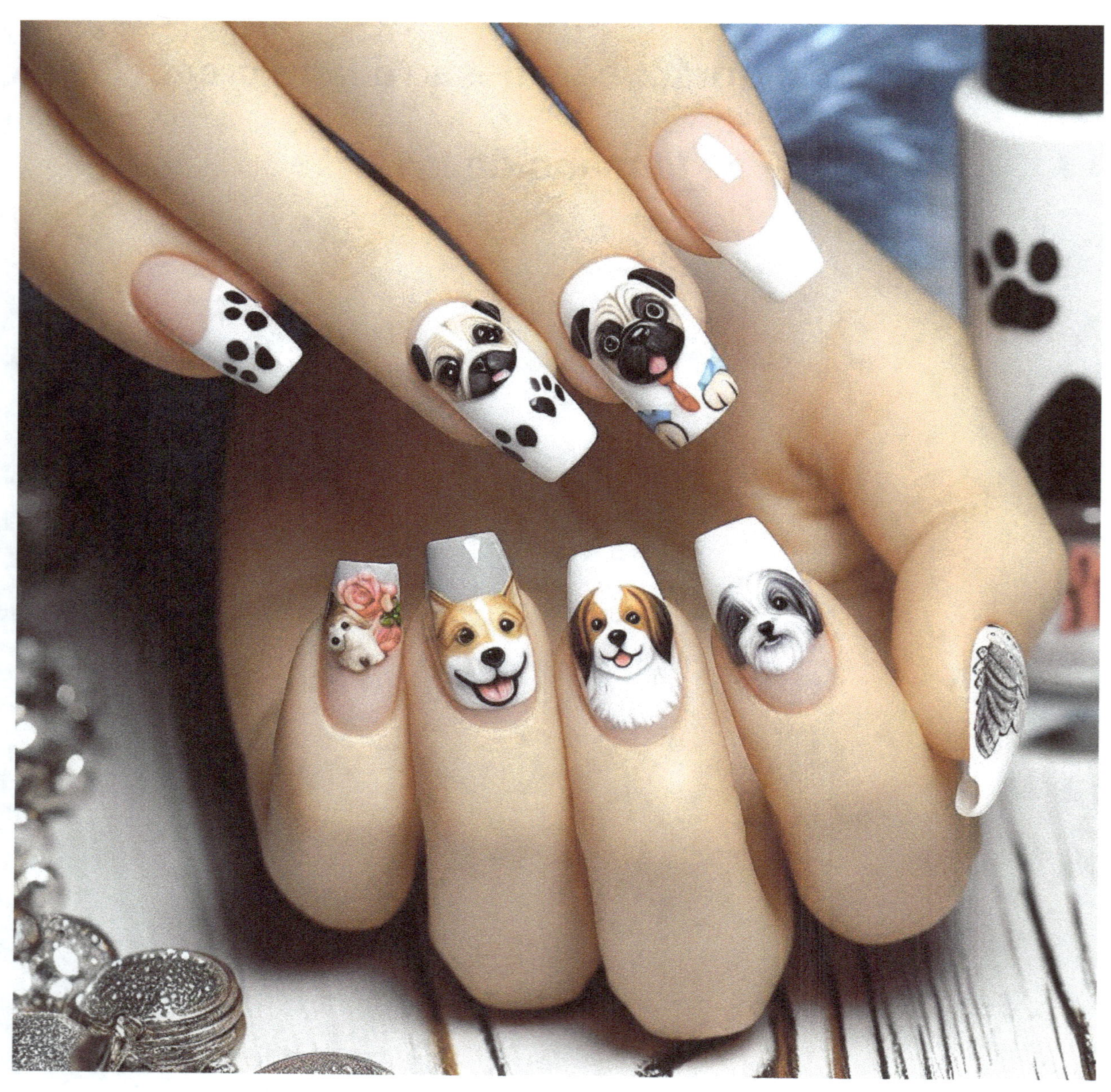

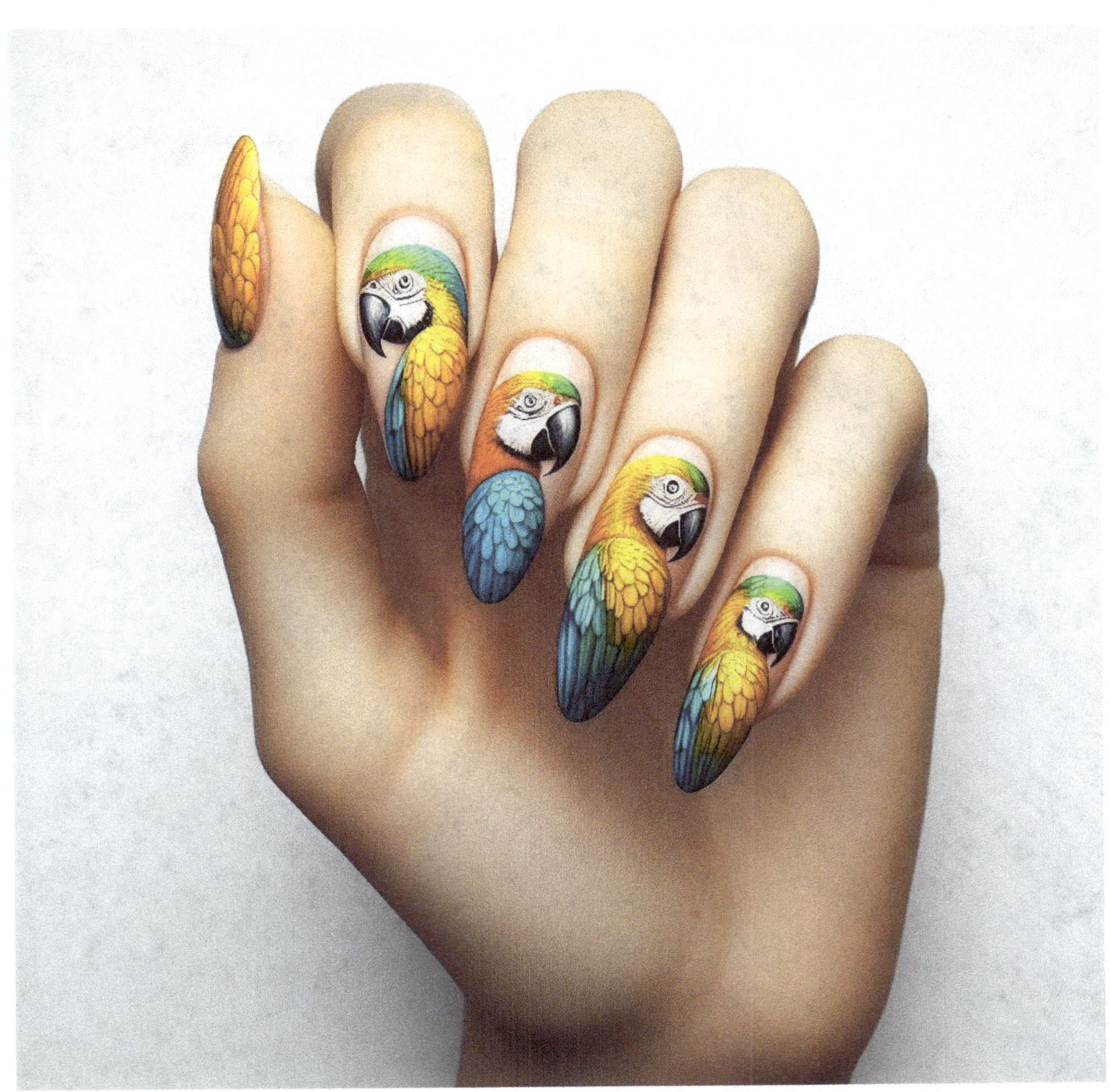

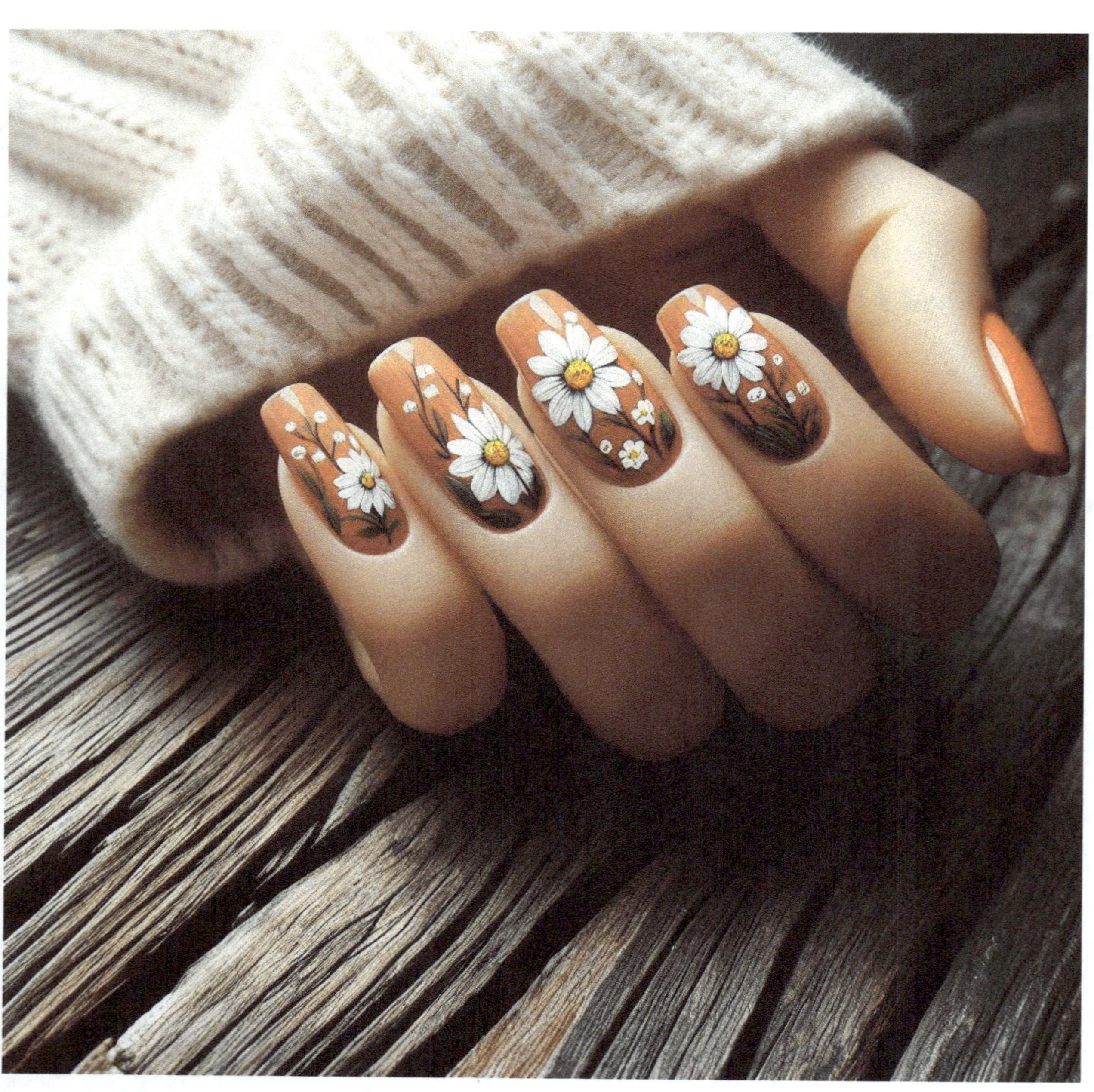

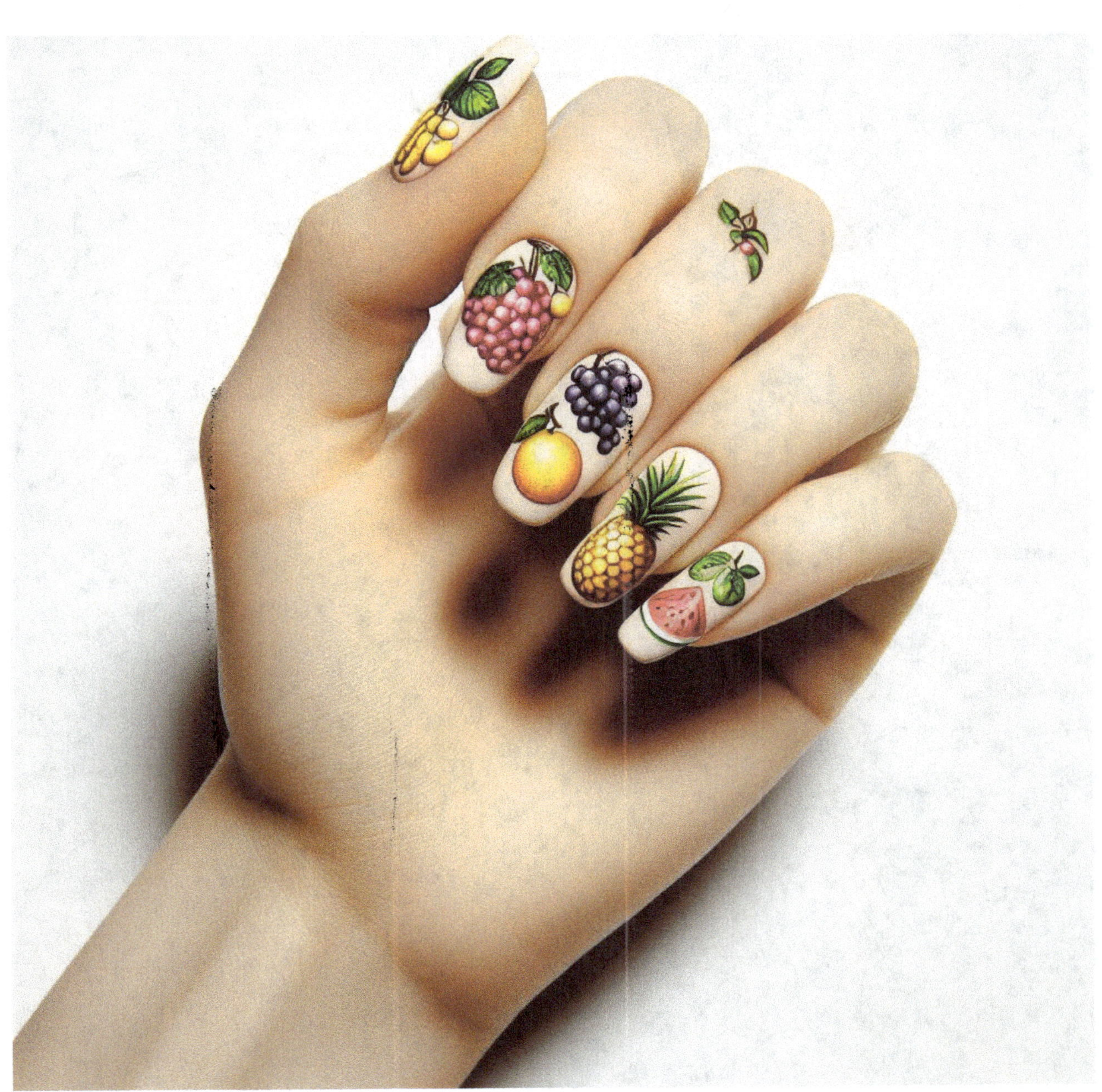

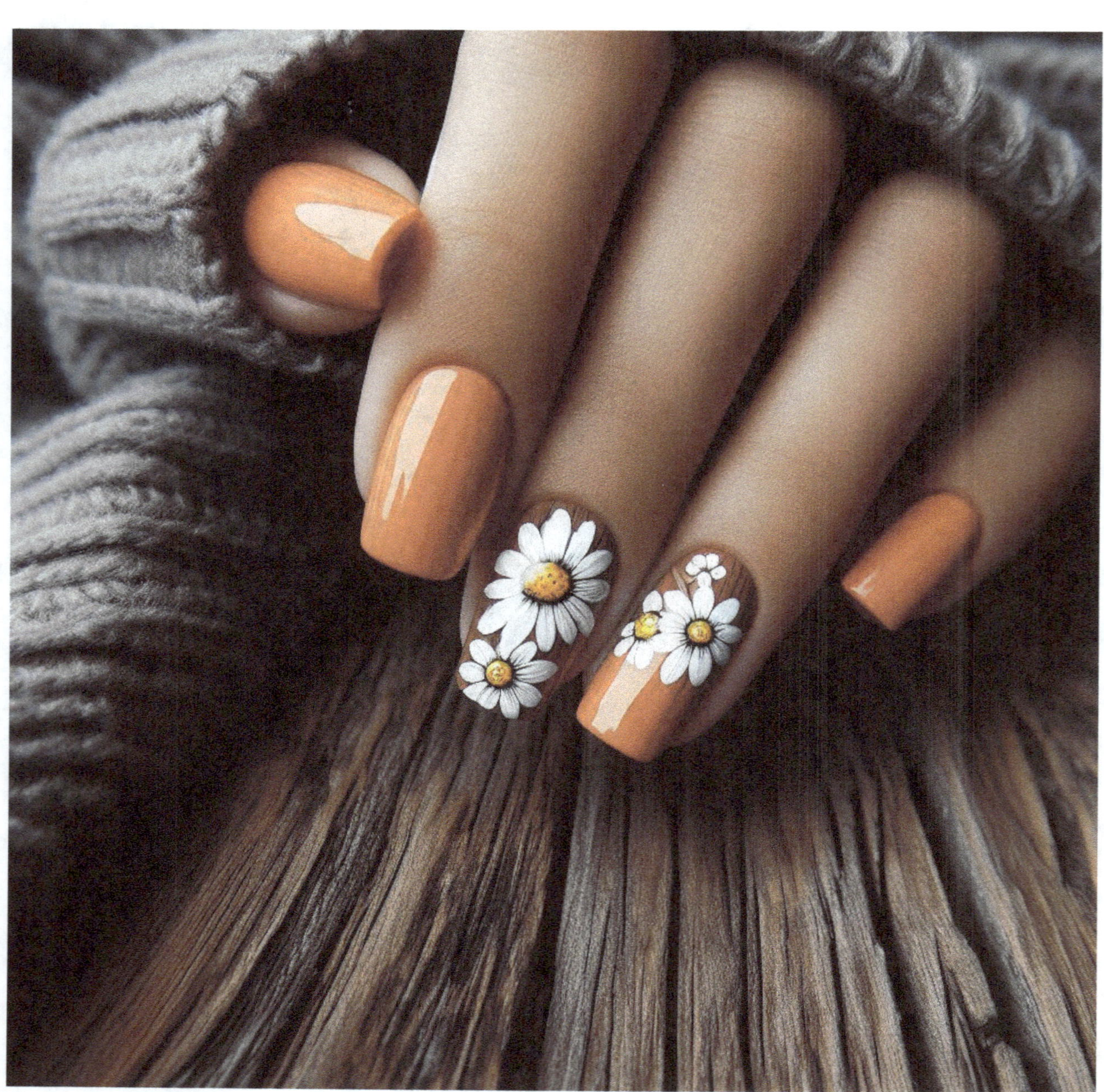

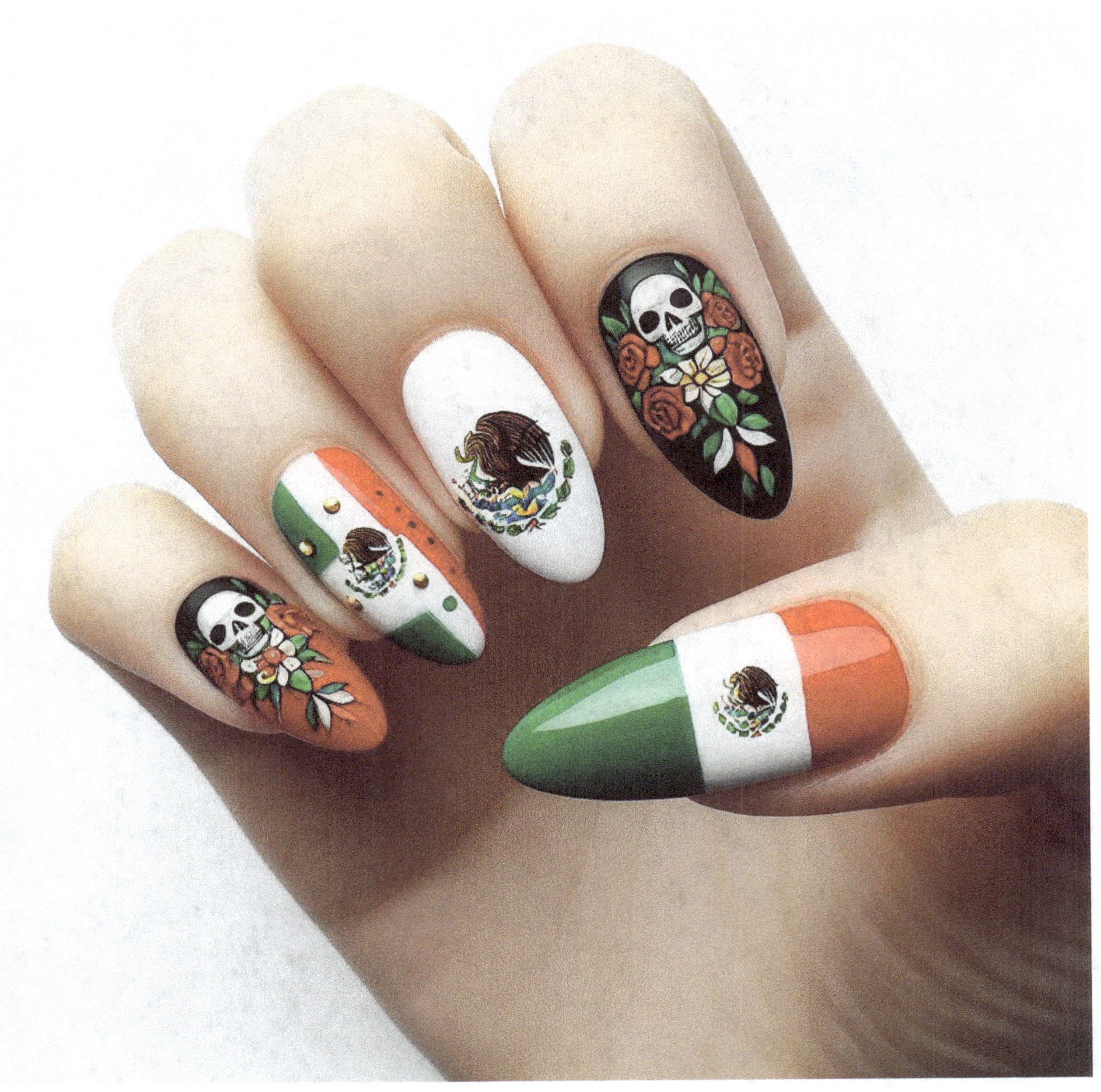

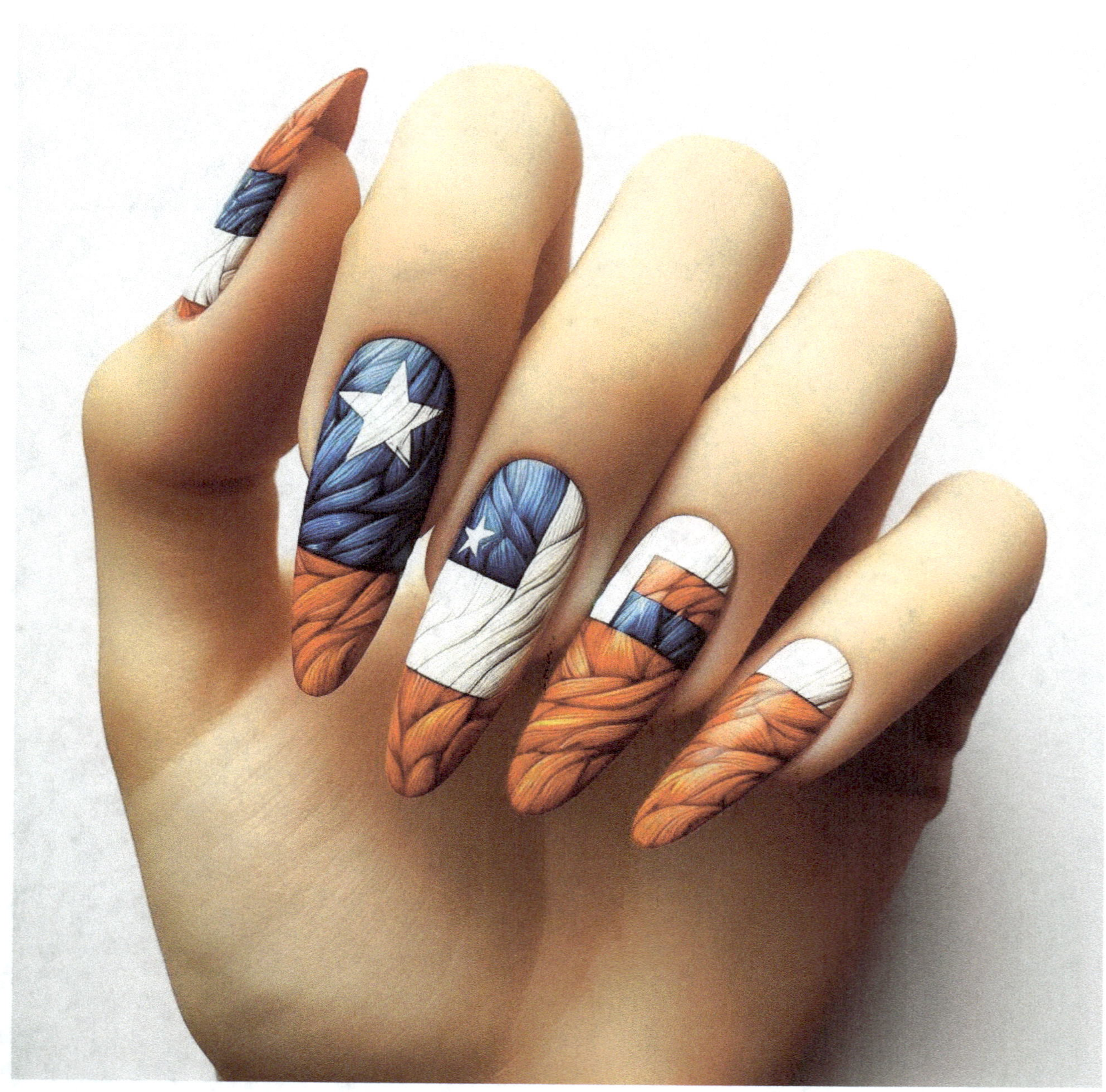

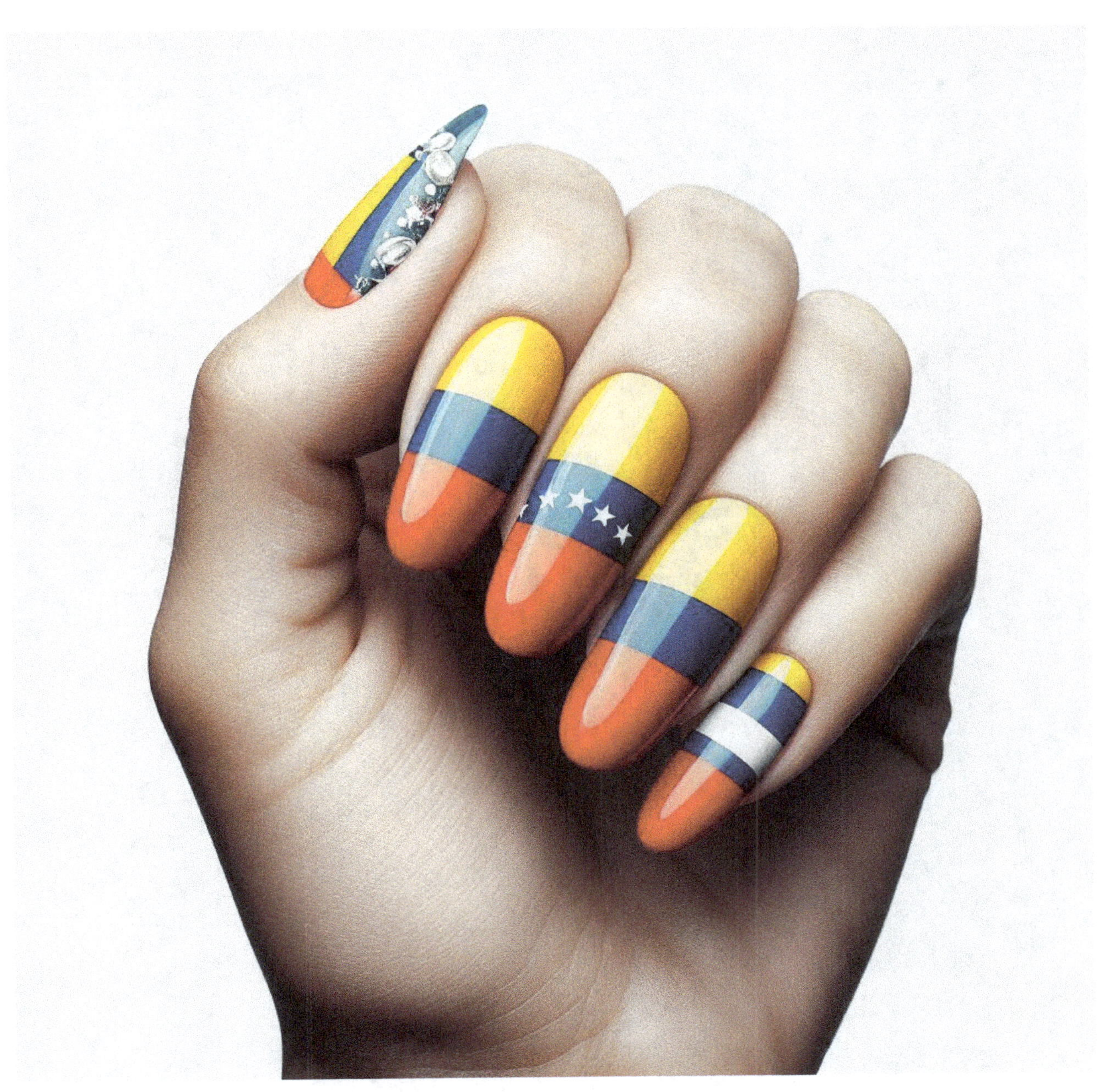

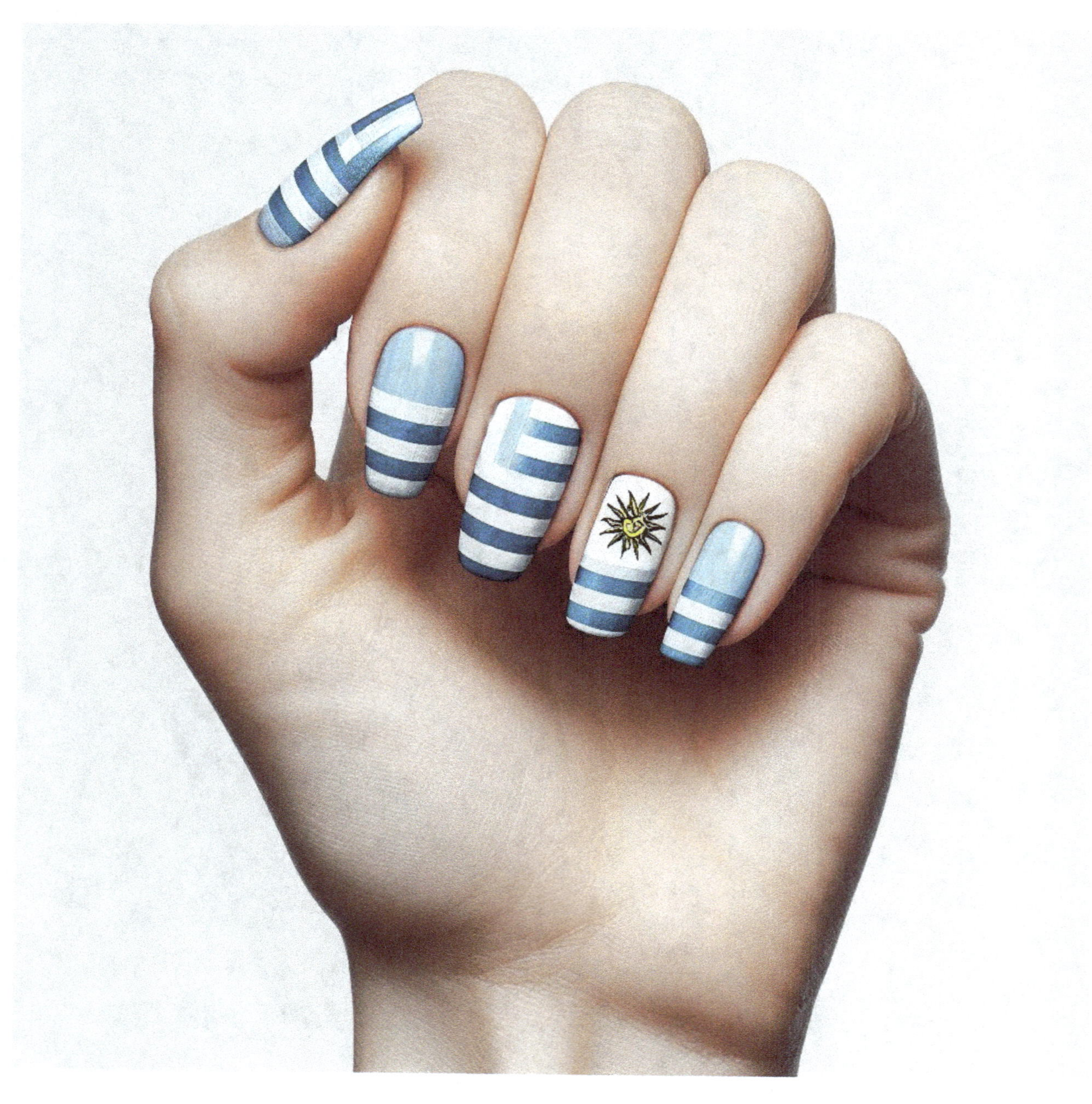

¡MUCHAS GRACIAS!

¡Hola!

¡Muchas gracias por adquirir mi libro

Me llena de alegría saber que este material ha llegado a tus manos y espero que te sea de gran utilidad para convertirte en una expert@ en el diseño de uñas con IA.

Te agradecería de corazón si pudieras dedicar unos minutos a dejar una reseña en Amazon KDP.
Tu reseña será de gran ayuda para otros lectores que estén interesados en adquirir el libro y les permitirá tomar una decisión informada sobre si este material se ajusta a sus necesidades.
Aquí te dejo algunas ideas que puedes incluir en tu reseña:

¿Qué fue lo que más te gustó del libro?

¿Qué te hubiera gustado que se incluyera en el libro?

¿A quién recomendarías este libro?

Además, te invito a compartir tus increíbles diseños de uñas en las redes sociales utilizando el hashtag #CreaUñasConIA. ¡Estoy ansiosa por ver tus creaciones y celebrar tu talento!

¡Muchísimas gracias por tu apoyo!

Mariana Capac.